9割の人が栄養不足で早死にする！

40代からの「まわりが驚くほど若くなる」食べ方

新宿溝口クリニック院長
溝口 徹

さくら舎

はじめに

自分の死に方を決めるのは四〇代からの栄養です。

このことは五〇歳になる私も本書で紹介する栄養療法を実践してきて実感しています。

休日には年間五〇回のセミナーや講演会、学会発表などをおこない、たまのオフには早朝三時に起きて大好きな釣りに出かけます。もちろんその翌日も仕事。ここ数年間、このような生活を送っていますが風邪《かぜ》をひくこともなく、もちろん体調不良で仕事を休んだこともありません。

ただし寝ないで働いているというのではありません。夕食後も仕事をしないと間に合わないため、毎晩自宅でできる仕事をしていますが、夜の一二時を過ぎてくると自然に眠たくなり耐え切れなくなると寝ています。そして毎朝決まった時間に目が覚めます。

無理なく自然に仕事をこなし、趣味も楽しんでいる感覚です。

しかし、栄養療法をはじめる前は、年に一～二回風邪をひいていました。幼少時からのアトピー性皮膚炎《ひふえん》と重症の花粉症でも悩んでいました。

一九九八年から栄養療法で自分自身の治療に取り組みはじめ、アトピー性皮膚炎の治療で使っていたステロイド軟膏《なんこう》が不要となり、花粉症の季節に必要だった飲み薬も目薬も点《てん》鼻《び》薬も不要になりました。ここ数年は、患者さんから「先生は肌がきれいですね」とまで言われるようになっています。アトピーに悩んできた過去にはありえない言葉です。

このような変化は私だけに起こったことではなく、栄養療法に取り組む多くの患者さんも同様のことを経験されています。

うつ病の治療を目的に受診されていた四七歳の女性患者さんは、この治療でうつ症状が改善しただけでなく、妊娠され出産されました。以前に不妊治療のクリニックで、妊娠はホルモン値などからあきらめるようにいわれていたにもかかわらず、です。

糖尿病、脂質《ししつ》異常症、痛風《つうふう》で多くの薬を服用していた五三歳の男性は、糖質制限食と酸化ストレスをやわらげる栄養素を用いることによって一〇キロのダイエットに成功し、すべての薬が不要になりました。糖質制限食では肉や魚の摂取に制限がないため、大好きなステーキをふんだんに食べていながらです。

栄養療法をおこなった四〇代以上の患者さんに共通して得られる変化は、各自の症状の改善とともに、皮膚がきれいになり、髪の毛の質がよくなることです。女性の患者さんの多くは美容院で驚かれるとのこと。栄養は人間のあらゆる面に深く関係しているのです。

西洋には、"man is what he eats." という言葉があります。好むと好まざるとにかかわらず、**「いまの自分は、いままでの食べ物からできている」**のです。これは、まさに「これからの食事を変えると、未来の自分を変える」ことにほかなりません。

栄養療法に出会って一五年が経過しました。長いあいだこの治療を継続されている六〇歳以上の方々と何度か旅行をしたことがありますが、朝からゴルフ、夜はパーティーとカラオケ、翌日にはショッピングを楽しまれます。

そして、なによりよく食べるのです。自分の両親と比べて本当に驚いたものです。自分もこうなりたいという未来の姿を見た思いでした。

カナダの精神科医エイブラム・ホッファーは、この治療法を確立した医師の一人です。二〇〇四年に初めてカナダにあるホッファー先生のクリニックを訪ねました。そのときホッファー先生は八七歳。現役の精神科医として、日々の治療と研究をつづけていました。

短い滞在だったにもかかわらず、ホッファー先生はいろいろな人を紹介してくれました。ビクトリア大学のハロルド・フォスター先生とのランチをセッティングしていて、なんとホッファー先生自らの運転でキャンパスまで向かいました。

ホッファー先生には、二〇〇八年に最後にお会いしましたが、九〇歳のそのときでも自分で車を運転してダウンタウンまで買い物に行くとおっしゃっていました。二〇〇九年に九一歳でお亡くなりになりましたが、その直前まで、精力的に栄養の重要性について情報発信されていました。

ホッファー先生は、食べるものにとても気を遣われていました。サプリメントもいろいろな種類を利用し、白人のお年寄りによく見られる肌《はだ》の色素沈着もほとんどなく、耳も目も不自由を感じることはありませんでした。いちばんおどろいたのは、新しい医学の情報がつねに記憶にインプットされ、過去の研究実績とリンクして理解されていたことです。脳もアンチエイジングが可能なことを証明されていたのがホッファー先生でした。

人間は生まれたときから、すべての人に決められていることがあります。それは、いつか死ぬこと。亡くなる時を自分で決めることはできません。しかしその時がくるまで、どのような身体でいるかは、**自分が何を食べているかが決めるのです。**

本書がみなさんの、これからの人生に役立つことを強く願っています。

今日からの食べものが、未来の自分を創っていくのです。

溝口《みぞぐち》 徹《とおる》

目次

第2章 若々しさのもとは肉が一番！

第3章 四〇代から急激に老化するしくみ

消化管の変化

肝臓の変化

第4章　とりたい栄養・絶対避けたい栄養

第5章　症状別・元気を取り戻す栄養のとり方

9割の人が栄養不足で早死にする！

40代からの「まわりが驚くほど若くなる」食べ方

第1章

日本人は栄養不足に気づいていない

新型栄養失調、あなたは大丈夫？

「飽食の時代」といわれるようになってずいぶん久しくなります。健康面でも、メタボリックシンドローム、肥満、糖尿病などの生活習慣病が、私たちの食事の問題点として注目されるようになりました。いずれも食べすぎ、栄養過多と思われる問題です。

いまの時代、人にとってのカロリー源となる糖質、脂質《ししつ》、タンパク質をはじめとする栄養は、十分足りているだろうと思われています。そもそも「栄養失調」という言葉じたい、日本国内の事情としては、ほとんど死語と化しています。

ところが近年、**「新型栄養失調」**という言葉が、日本人の健康と食事にまつわる新たなキーワードとして浮上してきています。

「新型栄養失調」はとくに高齢者や若い女性に多く見られる現象です。年をとってお茶漬けサラサラの粗食が多くなってしまった高齢者や、ダイエットをしている女性などがその代表例です。

が、そのほかにもカロリーを気にして偏《かたよ》ったダイエットに走る人や、安いファストフードやコンビニ食などが常態化している人、スポーツドリンクをよく飲む人など、働きざかりの男女や子どもも含め、もっと広く、すべての年代にあてはまるのが特徴です。

ふだんから健康や栄養に気をつかい、三食きちんと食事をとっていても例外ではありません。**三食きっちりとっていても、栄養が足りていない**のです。

栄養失調というと、「お金がなくて食べるものにも事欠く」といった、いかにも貧しい人にありがちなものという印象を受けますが、所得とは関係なく起こっているのが「新型」といわれるゆえんです。

これは食材の問題、あるいは生活習慣、ストレスの増大との関係が指摘されていますが、なによりもいえることは**日本人の食生活の実態が想像以上に乱れ、栄養バランスがかなり悪くなっている**ということです。

あなたの栄養は大丈夫でしょうか？

毎年二万人も出る結核《けっかく》患者

アメリカで栄養補助食品、いわゆるサプリメントがはやりはじめたのは、一九八〇年代後半です。国民があまりにもサプリを多用するようになったことから、健康に悪影響でもあるのではないかと懸念《けねん》した国の栄養問題に関する特別委員会が、実態調査を開始しました。

その結果、高所得者ほどサプリメントを多用していて、しかも、そういう人たちのほうが健康で、医者にかかる率も低いことがわかり、あらためて栄養と健康の関係が注目されるようになりました。

積極的に健康増進をはかりたいのなら、しっかりと栄養を補給したほうがいいのではないか、という考え方に傾いていったのです。

このところ、日本でも、国民の健康について、栄養事情の面から見直されるようになってきました。そのきっかけになったのは、高齢になると貧血、脳出血、肺炎、骨折などが増加し、疲労感が慢性《まんせい》化することです。

とりわけ深刻なのは、**結核《けっかく》**です。かつては国民病の一つで、不治の病《やまい》ともいわれた結核は、抗生物質の開発によって完全になくなったと思われてきました。

その消えたはずの国民病・結核にかかる人が一九九〇年代後半になって増加しはじめ、いまも**毎年二万人以上の結核患者が新たに発生しています。**

人口あたりの患者数（罹患《りかん》率）で見ると、日本はアメリカの四・九倍、ドイツの三・九倍にもなるのです（二〇一二年度）。

実際のところ、戦後に結核が撲滅《ぼくめつ》したのは、抗生物質の影響だけでなく、栄養事情の改善による要因がもっとも大きいのではないかともいわれていました。そこで、**国民の栄養状態が戦前に逆戻りしているのではないか**、という考え方が出てきたのです。

食生活の〝常識〟を見直す必要がある

このような栄養状態を改善するための取り組みとして、たとえば秋田県大仙《だいせん》市では、一五年ほど前に市民の栄養面の見直しから食事指導をはじめました。

もともと秋田県は他県と比較して高血圧、動脈硬化が多く、平均寿命も短い地域でした。そこで大仙市は健康増進の一環として、市民の食事に積極的に介入するようになったのですが、そのときに注目したのが、市民の「アルブミン量」が標準値より低いという点でした。

アルブミンは肝臓《かんぞう》で合成されて血液中に放出されるタンパク質で、血液中を流れているタンパク質の六割近くを占めているものです。血中のいろいろな物質と結合し、必要なものを必要とする場所に運搬するという、重要な役割をになっています。

そのもとは食べものに含まれるタンパク質で、このアルブミンの数値が低いと、肝障害や栄養失調が疑われます。これがないと、どんなにいい栄養素を取り込んでも、身体の各所にうまく運べないからです。

アルブミンの標準値は三・八（g／dl＝血液一デシリットルあたりに含まれるグラム数）ですが、大仙市民の数値はそれよりやや低かったのです。とはいえ、異常といえるほど低いわけではなく、正常値の範囲に入る「ちょっと低め」というものでした。

ですが、どうもこの軽い低タンパクが問題なのではないか、という話になって、自治体が食事指導をはじめたのです。

肉、魚、豆、卵、乳製品などタンパク質を多く含む食材をリストアップし、それらを毎日の食事のなかでまんべんなくとりましょうというふうに指導していきました。

その結果、**動脈硬化が減少し、しかも平均寿命も延びて、全国平均に追いついた**のです。

とくに注目すべきは、肉、乳製品、卵など動物性タンパク質の摂取量が増加したにもかかわらず、巷間《こうかん》いわれているような「コレステロールは動脈硬化のもと」という〝常識〟とは逆に、動脈硬化が減ったことです。

それまで、大仙市民の方々はコレステロールが増えないようにと、肉や卵などをひかえてきたのでしょうが、これが逆に仇《あだ》となって、たとえばタンパク質不足から起こる免疫《めんえき》力低下、骨《こつ》粗《そ》鬆《しょう》症などが多発するようになっていたのです。

栄養失調の自覚症状というものは不足する栄養素によっても異なるので、医師の通常の診察ではなかなか見つけにくいものです。共通しているのは疲労感、「なんだか疲れやすいな」という感覚です。

大仙市のように、**タンパク質の不足が正常値の範囲内であっても栄養失調**というケースもあります。それが医師に認識されていないので、疲労感からうつ病という診断になってしまうこともあり、栄養失調なのに心療内科にかかるという、ちぐはぐなことも起こってしまいます。

このように新型栄養失調は、ふだんから健康に気をつかい、食事に注意を払っている人にも起こっているわけですから、これまでの食事に関する〝常識〟に誤りがあったということは明らかです。

栄養状態は、太っているとか痩《や》せているとか、わりと見かけで判断されることが多いものです。たしかに痩せている人に低栄養が多いことは事実ですが、新型栄養失調は太っている人にも多く見られるのです。そこも従来の〝常識〟とは異なる点でしょう。

白いご飯は本当に日本の伝統食か

「日本人の主食はコメ」――これもごく一般的な〝常識〟となっています。専門の学者のなかにも、「日本人は昔からコメが主食だった」という言い方をする人がいます。

食事には文化や習慣と深く関係する部分があるので、たしかにそういう見方もできますが、人類の歴史という大きな観点から考えた場合、それは適切な説明といえるでしょうか。

地球上に人類が出現したのは六〇〇万年前とも四〇〇万年前ともいわれます。集落をつくって農耕をはじめたのは、約一万年前です。

かりに人類の歴史を四〇〇万年とすると、そのうちの三九九万年は、採取、狩猟《しゅりょう》・漁労をもとに食材を得ていたことになります。つまり、季節に応じて、きわめて多種多様なものを食べていたのです。

それが、農耕がはじまったことによって、食物の安定した供給がはかれるようになり、同時に、食材に穀物の占める割合が急激に大きくなっていきました。

しかも、日本の場合ならコメと、ヒエやアワなどの雑穀、外国では小麦、地域によって

タンパク質と食物繊維摂取量が激減！

すでに農耕がはじまっていた

栄養素	単位	新石器時代	現代アメリカ	現代日本
タンパク質	%	30	12	16
糖質	%	45 ～ 50	46	57
脂肪	%	20 ～ 25	42	27
食物繊維	g/day	86	10 ～ 20	10 ～ 20
食塩	g/day	1.5	8.6	13
カリウム	g/day	7	2.4	2.5
カルシウム	g/day	1.5	0.7	0.6

（Eaton SB, NEJM 312,283,1985 一部改変）

図表１　日本人の食の変化

はトウモロコシなど、常食する食材が偏った、少ない種類になっていきます。それがこの一万年のあいだのことです。

日本人の食卓にのぼるご飯が雑穀から真っ白いコメだけになったのは、ごく最近のことです。西洋では一九四〇年代から、日本でも戦後の一九五〇年代になって、穀物を精製して食べるようになりました。

つまり、日本人がいまのような白米を食べるようになったのは、たかだか数十年前からであって、長くつづいてきた伝統的な食習慣とはいえないのではないでしょうか。そんなに短い期間に、食べものを消化・吸収する体内の構造が根本的に変わってしまうことはありえません。

いずれにせよ、人間が穀物を栽培して食

べるようになったのは、四〇〇分の一の歴史でしかありません。いま食べている食材が、人の身体にとって本当に適したものであるかどうかは、人類の歴史から見ても疑問が残るのです。

新石器時代には、日本人はすでに定住して穀物を栽培していました。その時代と大きく異なるのは、**現代の日本人のタンパク質摂取量が半減している**点です。

また、**食物繊維の摂取量は、四分の一から五分の一くらいにまで大きく減ってしまっています。**

農耕がはじまってからを比較しても、私たちの身体のしくみはそのままなのに、食事のほうが大きく変わってしまったのです。

日本の食事はどう変化したか

日本人の食事で、戦後になって急激に変化したのは、食物繊維がいちじるしく減少したことです。

食物繊維を多く含む食材は、根菜、とくにゴボウなど細いタイプのものや葉物野菜、海《かい》藻《そう》類などですが、これらの摂取量はとくにここ十数年で激減しています。

それとともに、花粉症、アトピー性皮膚炎《ひふ》、喘息《ぜんそく》などのアレルギー系疾患《しっかん》が激増し、免疫との関連も指摘されています。

食物繊維は栄養素ではありませんが、これを十分に摂取していないと便秘がちになることはよく知られています。注意しなければならないのは、**食物繊維の減少によって、日本人の腸内環境が激変してしまった**点です。

これについては第３章でくわしく述べますが、四〇歳を過ぎたころから、腸内細菌のバランスは崩れてくるといわれています。たとえば、おならや大便のにおいがきつくなったり、便秘と下痢《げり》をくり返しがちになるなど、おなかの不調が増えてきます。

こうした点も、食物繊維摂取量の減少と密接に関係しています。

食物繊維が減った最大の原因は、加工食品の割合が増えたことでしょう。

日本人の主食といわれるコメにしても、いまは、精製され、胚芽《はいが》まで削り落とされた純白のコメになっています。ここには食物繊維はほとんど含まれていません。ほとんどが糖質です。

私たちのクリニックでも、患者さんに玄米食に切り替えてもらうことがありますが、真っ先によくなるのが、おなかの調子です。

そしていま、糖質の過剰摂取が大きな社会問題になってきています。

玉石混淆《こんこう》のサプリ事情

このような食事の変化を受け、足りないものをサプリメント（サプリ）で補うという意識が広まってきました。

日本で栄養に対する考え方に変化があらわれサプリメントが市民権を得たのは、西暦二〇〇〇年ごろです。それ以前は、サプリはまだ大きなドラッグストアでしか売っておらず、コンビニでも扱っていませんでした。

それが一、二年後には、大々的に宣伝され、コンビニでも売られはじめました。一般市民レベルでサプリが日常的に使われるようになったのは、ここ一〇年くらいのことでしょう。その意味では、まだ新しい分野だといえます。

いまサプリメントを製造する業者が急増し、大手飲料メーカーまで参入するようになって隆盛をきわめていますが、玉石混淆《こんこう》の感は否《いな》めません。

サプリメントは薬剤ではなく、栄養補助食品という範疇《はんちゅう》になるので、成分の含有量を表示しなくてもいいのです。極端な話、ちょっとだけ成分が入っていれば表示できてしまいます。

ある大手飲料メーカーのサプリは、直販で売られているケースが多く見られます。テレビで宣伝し、「サンプルを送りますので、お電話を」といって最初だけ割引価格で販売する方式です。

それなりに効果がある製品は高価なので、途中に流通業者を挟むと費用がかかり、さらに高額になってしまいます。それでは一般の人にはとても買ってもらえないだろう、ということで、直販方式がとられているのでしょう。

サプリメントも、しっかりしたものをつくろうとすると、それなりのコストがかかり、高額な商品となります。逆にいえば、安すぎる商品にはそれなりの理由があるということなので、効果はあまり期待しないほうがいいでしょう。

健康番組に振り回される

いまもわりとさかんですが、かつてはもっとずっと多くの健康番組がテレビで放映されていました。そんな人気健康番組の一つで、「コエンザイムＱ10」が紹介されたときのことです。

これは身体を若々しく保つために必要な補酵素《ほこうそ》ですが、体内で合成される量が加齢とともに減少していくので、サプリメントで補給するのがよいでしょう、というのが、その番組の主旨でした。それはそのとおりで、間違っていません。

この種の番組が放送されると、翌朝には、開店前のドラッグストアの入り口に行列ができます。いざ営業開始時間になって、店員がシャッターを開けると、入り口正面のもっとも目立つところに、番組で紹介されたコエンザイムQ10が山積みされていたそうです。

いくらなんでも番組で紹介された翌日にそれだけの量を用意できるはずがなく、メーカーと結託《けったく》した番組であったことがバレてしまいました。

その後、大手化粧品会社がコエンザイムQ10の製造に参入して、良質の原材料を大量に買い占めてしまいました。そのため、栄養療法に使用している分が私たちのクリニックにまわってこなくなり、メーカーが海外に輸出したものを逆輸入して間に合わせるなど、苦労させられたことがあります。

ほどなく、国内に原材料メーカーが乱立したため、ほとんど効果のない、質の悪い製品が出回るようになりました。

コエンザイムQ10は高価なものなので、私たちが見れば、**安物はいい加減なメーカーがつくったもの**とすぐわかります。が、一般の方にはそこまでわからず、コエンザイムQ10と名前がついていれば、飛ぶように売れたようです。

ある人気テレビ番組で、納豆ダイエットが紹介されたときにも、やはり翌日、日本中のスーパーから納豆が姿を消しました。これはのちにデータの捏造《ねつぞう》が発覚し、放映した「あるある……」という番組そのものが消えた一件は話題になりました。

「納豆が健康にいい」「ココアが身体にいい」などと放送されると、それがいっせいに売りきれる現象も見られました。いまもそれは変わっていないようです。

日本の医師は栄養をよく知らない

このように、現代の日本の食生活や歴史をふりかえってみると、栄養に関する〝常識〟への疑問がいろいろとあがってきます。

一方、「健康のために何を食べるか」ということから、栄養についての関心が高まり、テレビや本などでさまざまな食べもの情報が流れるようになりました。

あふれるほどの情報に対して、正直「何を食べたらいいかわからない」ととまどっている方々も多いでしょう。

では、お医者さんなら栄養にくわしいだろう、と思われるかもしれませんが、じつはそうでもないのです。日本の大学の医学部で、栄養学について教えられることはほんの少ししかありません。

日本の医学部の授業では、たとえば、ビタミンCが足りなくなると壊血病《かいけつ》が起こるとか、ビタミンB_1が足りなくなると脚気《かっけ》を発症するといった古典的な栄養学を簡単におさらいするだけです。

栄養学とは、生命の維持および心身の健康を保つために、栄養の状態や必要度について研究する学問ですが、古典的な栄養学では、「欠乏にならない量を補えば、栄養は十分である」という認識だからです。脚気を起こさないためにはビタミンB_1がこれくらい必要、という考え方しかしないのですが、はたしてそれで十分といえるでしょうか。

たしかに欠乏症にならない量というのは、だれも似たようなものです。しかし、身体の状態からそのときどきの体調まで、個人個人で差があるのはいうまでもありません。ならば、**一人ひとりで必要な栄養素の量も違っていて当然**です。

しかし、古典的な栄養学では、個人差やその人にとっての最適量という概念は、完全に無視されているのです。

それゆえ、**日本の医学部で学んできた医師には、栄養なんて欠乏症にならなければ十分だ、という固定観念がある**のです。

こうした事態は世界でも日本の大学の医学部だけの傾向のようで、海外の大学では栄養学に関する授業時間は日本よりずっと多く、教科書の内容もまったく違っています。

内科の教科書として世界各国の医学部のスタンダードになっている『ハリソン内科学』には、総論の部分に栄養学が入っていますし、各論の代謝《たいしゃ》障害のところでは、栄養疾患に関する記述に多くのページが割《さ》かれています。

一方、日本の医学部のスタンダードな教科書である朝倉書店の『内科学』には、総論のところに栄養学が入っていません。各論のなかの「代謝・栄養の異常」のところで栄養の問題がわずかに出てきますが、扱い方がまったく違います。

それゆえ、日本の医師が栄養について学ぼうとするなら、自分で勉強するほかないのですが、いったん開業すると、そんな時間はほとんどとれなくなってしまうのが現状です。

つまり、日本の医師は栄養についてはほとんどわかっていないのです。

増えている「隠れ脚気」

個人差があるということは、人それぞれにストレスのかかり方も違うし、食事を含めた食習慣も異なるということです。遺伝的要素もあるでしょう。

たとえば、芸術活動などクリエイティブな作業に没頭《ぼっとう》している人の脳では、大量のビタミンB群が消費されています。その意味では、栄養が才能を支えているともいえます。

それほど重要なものなのに、個人差を無視して、欠乏症《けつぼう》にかからない程度の指導をするため、最近では、**従来とは異なる潜在性《せんざい》のビタミン欠乏症が増加**しています。

その一つが、**「隠れ脚気」**です。

症状としては、全身倦怠感《けんたい》、心悸亢進《しんきこうしん》、心肥大《しんひだい》、浮腫《ふしゅ》、血圧低下、腱反射《けんはんしゃ》消失などで、そうした症状を訴える人が急増しています。それらの患者さんの栄養状態を調べると、ビタミンB_1の欠乏が見られることが多いのです。

さらに個人的に事情を聞いていくと、ペットボトルなどの清涼飲料水やビール（アルコール）をたくさん飲む人、精製食品やインスタント食品を多く食べる人に多いこともわかってきました。**糖質の過剰摂取によるビタミンB_1の欠乏**だったのです。

糖質は消化されてブドウ糖になります。体内に一気に入った大量のブドウ糖を代謝（物質を分解・合成してエネルギーなどを得る働き）しようとして、ビタミンB_1が消費されます。これが日常的にくり返されることによって、ビタミンB_1が不足し、脚気になってしまうのです。

脚気がビタミンB_1の不足から起こることはよく知られていますが、現代の食事ではありえない病気と考えられてきました。

ところが、脚気に付随《ふずい》して起こる特有の症状を訴える人が続出しているにもかかわらず、脚気は撲滅《ぼくめつ》されたという固定観念や患者さんの事情をよく聞かないといったことから、こうした潜在性の脚気が見落とされてしまうのです。

また、大人の話ばかりではなく、脚気は子どもにも見られます。

最近、小児科の救急で問題になっているのは、赤ちゃんに脚気が多くなっているということ。原因はスポーツドリンクの飲ませすぎです。

スポーツドリンクは〝砂糖水〟といえるほど糖質だらけなので、乳幼児に飲ませるのはよくありません。

赤ちゃんはよく汗をかきます。新陳《しんちん》代謝がいいからなのですが、それを見て親が「汗をかいたら水分補給に」とスポーツドリンクを飲ませてしまう。テレビＣＭの影響で、健康ドリンクだから水よりいい、と思っているのでしょう。

おかげで、意識がなくなったりぐったりした赤ちゃんが救急に担ぎ込まれて、問診をしてみると「子ども用のスポーツドリンクを一日四リットル飲ませてます」などと、驚くようなケースも出てきています。

栄養で病気や老化を改善し、予防する「栄養療法」

私は**薬に頼らずに心身の不調を栄養で改善する「栄養療法（オーソモレキュラー療法）」**の専門クリニックを二〇〇三年に日本で初めて開き、多くの患者さんの治療にあたってきました。

オーソモレキュラーとは日本語では「分子整合栄養医学」と訳されます。これをもう少しわかりやすくいうと、**「体内の細胞にそなわった分子（栄養素）を最適な濃度に整合することによって、身体の機能を向上させ、病気や老化を改善・予防する」**というものです。

この理論に基づき、不足している栄養素を高濃度にしたサプリメントで補充する治療法が栄養療法です。

私たちは生まれてから死ぬまでのあいだ、食べものによって身体をつくり、食べものによって身体を維持しています。体内で身体をつくる成分となり、活動のエネルギー源になるのが、食べものの中にあるタンパク質やミネラルなどの成分＝「栄養素」です。

食事を通じて食べものにある栄養素を取り込み、生命活動を維持する。正式にはこの活動のことを「栄養」といい、タンパク質など食べものから取り込まれる物質のことを「栄養素」といいます。よく「栄養がある食べもの」などといいますが、正しくは「栄養素が十分にある食べもの」ということです。

人間の身体は約六〇兆個の細胞からできていますが、その一つひとつがいい状態で十分に機能を発揮できていれば、健康はいつまでも保たれます。反対に、それぞれの細胞に栄養が行き渡らず、機能が十分に発揮できないと不調や病気になります。

栄養療法は適切な栄養素を体内に供給することで、細胞を生まれ変わらせようとするものです。不足しているビタミン、ミネラルなどを補いながら、身体の栄養バランスをもっともいい状態に整え、不調を治す。**栄養には「病気や老化を改善し、予防する力がある」**のです。

細胞レベルの栄養に着眼したまったく新しいアプローチであるこの療法は、ノーベル賞を二度受賞したライナス・ポーリング博士らによって生み出され、いま世界中の臨床医師たちに大きな影響を与えるものとなっています。

「健康量」という考え方が大切

栄養療法をおこなっている私が見るところ、現代日本人の食生活は**「積極的な健康にとって必要な栄養素が不足している状態」**となります。

厚生労働省が発表している「日本人の食事摂取基準」というものがあります。これは日本人がとるべき栄養の基準量を示したものです。

それによれば、ビタミンB_1は、成人で一日におよそ一・一〜一・四ミリグラムを摂取すればいいことになっています。同様に、ビタミンCは一日に一〇〇ミリグラムと設定されています。

これは、ビタミンB_1でいえば脚気にかからない量、Cでいえば壊血病にならない量、という意味です。この摂取量とは、心身にとって最低限必要な数値であり、「これ以下では栄養素欠乏症になる」というレベルのものなのです。

しかし、この量がどういう意味か、ほとんどの国民は知りません。だから、ビタミンB_1は一日に一・一〜一・四ミリグラム、ビタミンCなら一日に一〇〇ミリグラムとれば十分だと思われています。医師のなかにすら、そう思っている人が少なくありません。

先ほども述べたように、栄養量とは一人ひとりで異なって当然のものです。

個人個人が積極的な健康――**一人ひとりの環境や身体の状態が異なるなかで、より健康に、快適に生活できる力を求めようとした場合、それでは少なすぎることが多いし、栄養素の不足により、逆に不健康な状態になっている人もいるのです。**

栄養療法では、たとえばクリエイティブな仕事にたずさわっている人に対しては、ビタミンB_1摂取量を一日二〇〇ミリグラムにしてもらうことがあります。「厚労省が推奨している量の二〇〇倍もとらせるのはおかしいではないか」といわれたりしますが、**すべての人に一律に同じ摂取量をあてはめるほうがおかしい**のです。

栄養に関する考え方が進んでいるアメリカなどでは、「**健康量**」という概念があります。**健康を維持・増進し、積極的に病気の予防を目的とした量のこと**です。

ビタミンCを一日五〇〇ミリグラム摂取していても、疲れやすかったり、あざができたり、皮膚の調子が悪くなったりという症状を訴える人がいると、たとえ壊血病の症状が出ていなくても、健康を維持するためにはもっと多くの量が必要だろうということで、一日五〇〇〇～二〇〇〇〇ミリグラムの摂取をすすめられます。

私たちが知っている摂取量の五～二〇倍に相当する量ですが、アメリカではそうした概念が一般に受け入れられています。

実際にビタミンCを一日二〇〇〇ミリグラム（二グラム）とるとどうなるか――。人の身体の中で変化が起こり、コラーゲンの合成が急増する、ということが起こってくるのです。

栄養というのは、摂取量によって役割が変わります。一日一〇〇ミリグラムとれば壊血病にはなりませんが、増量して二グラムとれば、今度はコラーゲンの合成が急に増えます。

つまり、**欠乏症にならないだけではなく、さらに増やしていくことで、別の効用があらわれてくる**ものなのです。

ただし、ビタミンCを食材から二グラムとるのはかなりむずかしいことです。そこで、栄養療法では治療用に開発されたサプリメントを用いています。さらに量を増やしていけば、白内障《はくないしょう》の予防効果も出てきます。

きちんとした製法でつくられたサプリを使用していれば、ビタミン類の摂取過多による弊害《へいがい》は基本的にはありません。

くり返しますが、厚労省が推奨している「摂取量」というのは、病気にならない最低限の量であって、「健康量」、つまり、健康を維持するための量のことではありません。この点をよく理解してください。

第１章のまとめ

◎三食きちんと食べていても栄養失調の人が増えている
◎栄養には「病気や老化を改善し、予防する力」がある
◎個人差があるので、必要な栄養量も一人ひとり異なる
◎現代の日本人は積極的な健康の視点から見ると「栄養不足」
◎健康を維持・増進し、積極的に病気の予防を目的とした量＝「健康量」という意識を持つことが大切
◎しっかりしたサプリメントをつくるにはコストがかかり、高額商品になる

第2章

若々しさのもとは肉が一番！

カロリーオーバーでも栄養不足⁉

近年、ダイエットの観点から、ある計量器メーカーの社員食堂のレシピ本が話題になり、五〇〇万部を突破する超ベストセラーになりました。

そのレシピにおける摂取カロリーの基準は、「一食あたり五〇〇キロカロリー」というものです。

それだけで十分に満腹感を味わえるレシピというのがポイントでしたが、その種の本が飛ぶように売れるということは、逆に、人々のあいだに「自分たちの食事はカロリーオーバーかもしれない」という懸念《けねん》があるからにほかならないでしょう。

しかし、自分が**「カロリーはオーバーでも栄養が不足している」**と思っている人はほとんどいないのではないでしょうか。多くの人はカロリーと栄養をごっちゃにしてとらえてしまっているようです。

カロリーとは何か

カロリーとは栄養量とはまったく関係なく、熱量の単位です。理科の授業などで習ったと思いますが、一カロリーとは、一気圧のもとで一グラムの水を摂氏《せっし》一度上げるのに必要なエネルギーの量のことです。

生きものには「基礎代謝《たいしゃ》」というものがあります。生命を維持するために必要なエネルギー量のことで、人間の成人男子の場合、一日に消費する基礎代謝の平均は、ほぼ一五〇〇キロカロリーといわれています。

これは安静にしている状態でのエネルギー量で、なにもしないでただじっとしているだけでも、体内で各臓器が働くためには、最低限、この程度のエネルギーが必要ということです。

仕事や家事、運動など、さまざまな活動をすることによって、必要なエネルギー量はもっと増えていきます。

基礎代謝エネルギーの半分くらいは、筋肉と肝臓《かんぞう》と脳で消費されます。これが不足すると、筋肉や肝臓、脳に大きな影響が出てきます。

肝臓や脳の機能が落ちれば生命の維持が困難になるため、エネルギーがいくら不足しても、ここへの供給を減らすわけにはいきません。そちらを優先させた結果、**エネルギー不足の影響を真っ先に受けるのが、筋肉**です。

なぜなら、カロリー制限のダイエットなどをして日常生活に必要なエネルギーが食材から十分に供給されなくなると、不足分を補充するため、エネルギー源として筋肉を燃やしはじめるからです。

一時期、リンゴダイエットやキャベツダイエットなど、単品の食材で摂取カロリーを抑えるダイエット法がはやりました。これらを自己流でおこなうと、摂取カロリーは抑えられて一時的に体重は減る反面、身体に必要な栄養が不足した状態になってしまいます。

さらに、エネルギー不足になって、筋肉がエネルギー源として使われるとどうなるか。筋肉が多いほうが身体はエネルギーを使うため、基礎代謝は高くなるのですが、筋肉量が減ると、結果的に基礎代謝そのものが落ちてしまうのです。

基礎代謝が落ちれば、ダイエットをやめたあとにリバウンドしやすくなってしまい、かえって太る結果になります。

「カロリーと栄養は別もの」ということを、まずしっかりと頭に入れておいてください。

エネルギー源になる三大栄養素

ここで栄養素の話を簡単にまとめておきましょう。

生命は栄養の働きで維持されている

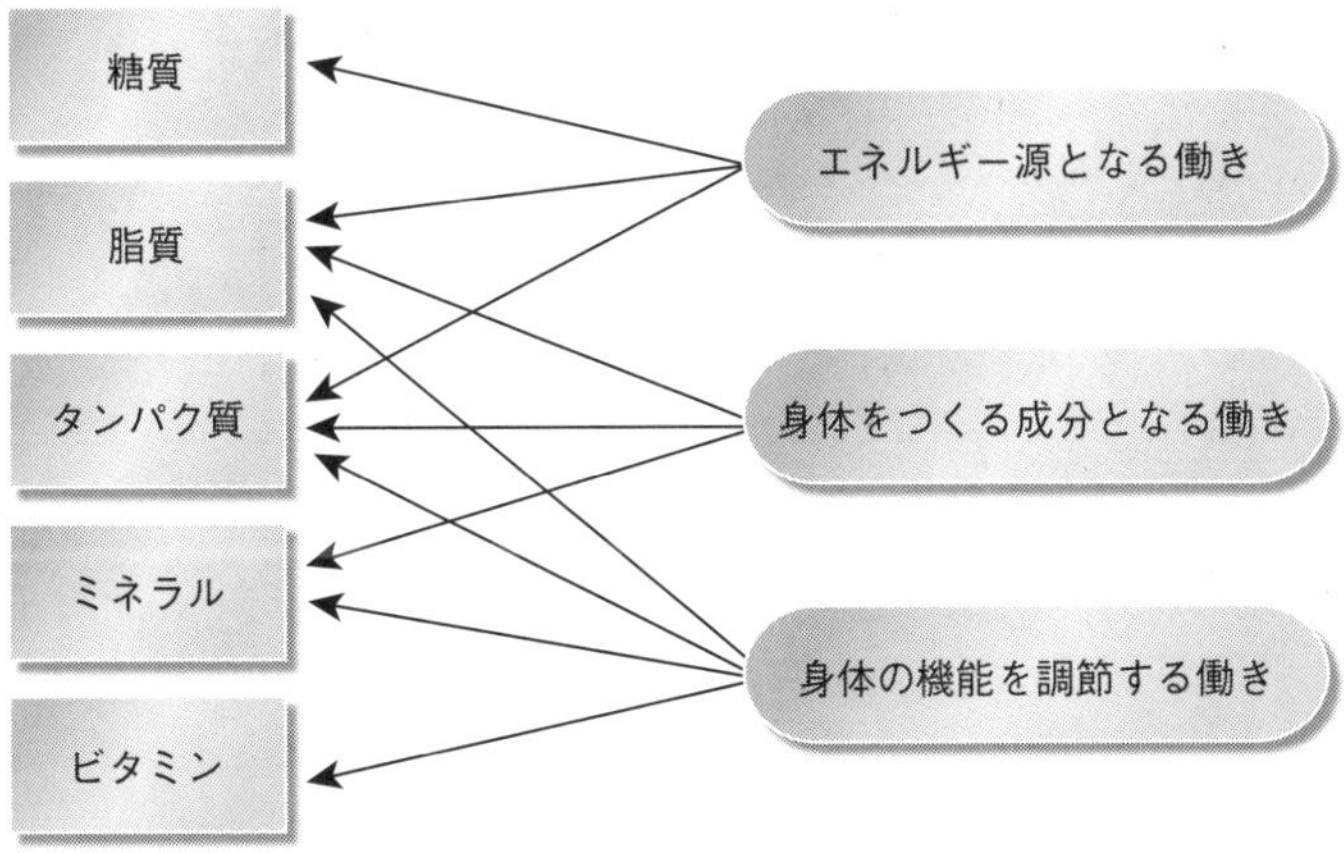

図表２　五大栄養素の働き

糖質、脂質《ししつ》、タンパク質、ビタミン、ミネラル（無機質）を「五大栄養素」といいます。

糖質、脂質、タンパク質は「エネルギー源となる」働き、脂質、タンパク質、ミネラルは「身体をつくる成分となる」働き、脂質、タンパク質、ミネラル、ビタミンは「身体の機能を調節する」働きをそれぞれになっています。

このうち、私たちの生命を維持するのに必要なエネルギー源となる、**糖質、脂質、タンパク質の三つを「三大栄養素」**といいます。

・糖質＝穀類、いも類、砂糖など
・脂質＝オリーブオイルなど食用油、バ

ター、肉・魚、ナッツ類など

・タンパク質＝肉・魚、大豆製品、乳製品など

糖質は私たちの身体の主要なエネルギー源といわれます。体温をつくり出したり、筋肉を動かすための力を生み出すもとになっていますが、**糖質だけが血糖値を上げるという点が近年問題視**されてきています。

糖質はいったん肝臓で代謝されてグリコーゲンとしてたくわえられ、食後二時間を過ぎたころからエネルギー源として使われます。

脂質もエネルギー源として働きます。糖質、タンパク質は一グラムあたり四キロカロリーを生み出しますが、脂質は一グラムあたり九キロカロリーと二倍以上の効率です。同じ量のカロリーを得るのに、食べものの量が半分ですむので、**じつは人の身体にとって効率がいいエネルギー源は脂質**ということになります。

そのほか脂質には、コレステロールとして細胞膜《まく》をつくるなどの需要な役割があります。

タンパク質は身体の組織をつくり機能させるために必要な栄養素ですが、脂質をひかえることでエネルギーが不足すると、先ほども述べたようにタンパク質本来の役割を犠牲《ぎせい》に

して、エネルギー源として使われてしまいます。そのため、筋肉量が落ちたり、各部の機能が低下したりすることが起こるのです。

アフリカなどの難民のニュースを見ていると、手足が極端に細く、おなかだけがポコンとふくらんでいる子どもの姿が目につくことがあります。

あの姿は、タンパク質が極端に不足して、エネルギー源として筋肉を食い尽くしている状態なのです。筋肉がなくなりすっかり痩せ細った手足と、栄養不足からくる腹水《ふくすい》がたまったおなかとの組み合わせで、おなかのふくらみがさらに強調されて映るのでしょう。

消化・吸収のメカニズムでいうと、脂質は小腸で吸収されて身体の各部に運ばれます。糖質とタンパク質は小腸で消化・吸収されたあと、いったん肝臓へ送られて貯蔵する形態に変えられて、そこから全身に運ばれるというひと手間かかるルートになっています。

つまり**人間の身体は、本来は代謝しやすい脂質をエネルギーとして使い、非常時に糖質やタンパク質をエネルギーとして使う**、というシステムになっているのです。

人間の生理的なメカニズムからしても、本来のエネルギー源である脂質の摂取をひかえることは得策ではありません。

脂質のある食べものとしては、脂質とタンパク質の両方がとれる肉が理想的です。生活習慣病予防のために脂肪やコレステロールをひかえなければ、と肉を食べないのはもったいない限りです。

内臓脂肪《しぼう》は余分な糖質がつくるもの

糖質はグリコーゲンとして一時的に肝臓にたくわえられ、エネルギーが足りないときに使われますが、余った分は脂質に変換されて、身体の中にたくわえられます。

つまり、多くの人がさかんに気にしている**内臓脂肪《しぼう》の正体は、脂質ではなく糖質由来の余分なエネルギー**なのです。

タンパク質もエネルギーに転換できますが、本来の役割は、身体をつくり、身体の機能を調整するというものです。

タンパク質は、骨や筋肉、すべての内臓、髪の毛、皮膚《ひふ》など私たちの身体を形づくる材料となるだけでなく、ホルモンや酵素《こうそ》、脳の神経伝達物質として身体を働かせる重要な物質の材料にもなっています。**タンパク質は生命にとっていちばん重要な栄養素**なのです。

ところが、粗食やダイエットなどで脂質の摂取を極端に制限してカロリーが不足すると、この大切なタンパク質がエネルギー源として使われてしまいます。

せっかく肉を食べても、一日に必要なカロリーがとれていないと、タンパク質は組織やホルモン・酵素類の生成には使われず、エネルギーとして使われてしまうため、本来の機能が果たせず、身体に変調をきたすことになってしまうのです。

カロリーとコレステロールの関係

カロリーオーバーと同じようなイメージで受け止められているのがコレステロールです。

血液中のコレステロールは、食べものに由来するのが四分の一程度といわれ、ほとんどは肝臓でつくられています。つまり、**食べものからとるものではなく、自分の体内でつくるのが基本**なのです。

たとえば、卵をたくさん食べると、食材由来のコレステロール値は上がります。一時的に血液中のコレステロールは上がるけれど、肝臓でつくるコレステロール分を減らすことで、適正な値《あたい》に落ち着くというように、体内では調節機能が働いています。

一方、カロリーが十分あれば、肝臓でコレステロールがつくられますが、カロリーが足りないと、肝臓がコレステロールをあまりつくらなくなります。

つまり、カロリーの摂取量を減らしてエネルギー不足状態にすれば、それにつれてコレステロール値も減少するのですが、これを健康増進と錯覚してはなりません。

コレステロール悪者説の由来

コレステロールが悪者扱いされるようになったのには、いろいろな説があります。

欧米では、コレステロール値の高い人が脳梗塞《のうこうそく》や心筋《しんきん》梗塞で死亡するケースが多かったので問題になっていましたが、センセーショナルに報じられたのは、ロシアの科学者によるウサギを使った実験の結果でした。

ウサギに大量の卵を食べさせたところ、動脈硬化を起こして死んでしまったというのです。

草食動物に無理やり動物性の食べものを食べさせてそうなったのは事実としても、それを基本的に雑食性である人間にあてはめて考えることに、違和感はなかったのでしょうか。そちらのほうが疑問です。

コレステロールの働きについては後述しますが、統計的に見ても、**コレステロールが低すぎると、あらゆる疾患《しっかん》による死亡率がアップする**のが実情です。とくに危険度が上がるのが「がん」で、その他の感染症による死亡のリスクも高まってきます。

タンパク質は「スクラップ・アンド・ビルド」

タンパク質のいちばんの役割は、エネルギー源ではなく、身体の組織をつくったり、機能させたりすることにあります。

そして、頭に入れていただきたい重要な点は、「**身体にあるタンパク質は、つねに入れ替わっている**」ということです。「スクラップ・アンド・ビルド」がタンパク質の宿命なので、**継続して摂取していないと必ず足りなくなってしまう**のです。

タンパク質が壊れ、新しいタンパク質がつくられる日数は身体の組織ごとに決まっています。

早いものでは一日、二日で入れ替わるものがあります。皮膚などでは、二八日間で新しい皮膚と入れ替わる。酸素を運ぶ赤血球は、およそ一二〇日で入れ替わります。

こうして、私たちの身体のほとんどの組織は、半年くらいで全面的に入れ替わり、若返りをはかっています。このサイクルを「**代謝回転**（**ターンオーバー**）」といいます。

しかし、タンパク質ごとに寿命が決まっているので、**つくるほうが遅れると、壊れるほうが多くなり、どんどん質が落ちていってしまう、**ということも起こります。

壊れるほうが多くなったからといって、組織の細胞数を減らすわけにはいかないから、質を落とす。いわば、粗製濫造《らんぞう》になるわけです。

目に見えるわかりやすい例では、肌《はだ》のハリがなくなったり、爪《つめ》がもろくなったり、髪の毛が細くなったり、というものです。

これらは細胞の代謝回転に負け、つくるほうが追いつかなくなって質が落ちるからです。当然、目には見えない内臓などでも、機能の低下が起こってきます。

でも、年齢のせいとあきらめる必要はありません。**入れ替わりのペースに負けているだけなのですから、タンパク質を十分に摂取することで回復できます。**

そのほかにも、傷の治りが遅くなったり、虫に刺されてもなかなか腫《は》れがひかなかったり、ぶつけたところのあざがなかなか消えなくなったりなど、最近、そんなふうに感じることはないでしょうか。

こうしたことがあると、「トシのせいで回復力が落ちた」と思ってしまいがちですが、これも回復力の問題ではなく、栄養の問題なのです。

実際に私のクリニックで栄養療法をおこなっている患者さんから、

「虫刺されもすぐに治るんですね」

「大人ニキビの跡が残らず、すぐに消えるようになりました」

と驚かれたりしますが、適切な栄養状態にあれば、本来それが自然なのです。

肌のハリやツヤがおとろえてくると、高い化粧品を使ってなんとかしようとする女性は多いと思いますが、**化粧品ばかりに頼っていてもダメ**です。**肌をつくり替えるための材料（タンパク質）をもっとたくさん食べて、積極的に体内に取り入れなければ意味がない**のです。

一〇歳の子の細胞も、八〇歳の人の細胞も、基本的には同じ細胞です。だから、細胞の生まれ変わりをうまくやっていけば、理屈《りくつ》のうえでは、いつまでも若々しく、元気でいられることになります。

若々しさのもとはタンパク質の入れ替え

私たちの身体は、見た目は一定に保たれているので何の変化もないように見えますが、これまで見たように、各組織では細胞が次の細胞に入れ替わり、つねに新しく、ダイナミックに生まれ変わっています。

あなたがこうして本を読んでいるあいだにも、身体の中では、壊すこととつくることが、たえずくり返されているのです。

「生きている」ということは、その生命体のなかで、寿命を終えたタンパク質が新しく合成されたタンパク質と入れ替わることによって、変わらないように機能しているということにほかなりません。

生命体は、生きている状態を保持しようとする性質を持っています。これを**「ホメオスタシス（生体恒常《こうじょう》性）」**といいます。

一つひとつの細胞を形成しているタンパク質の入れ替えが正常におこなわれていれば、同じ生命の状態を維持できます。

タンパク質の入れ替えによって、健康を維持したり、病気を治したりするという、生命体にそなわったこのホメオスタシスの機能が働いていることが、生命体が生きていることを示す概念の一つと考えられています。

いい換えれば、タンパク質の入れ替えこそが、生きていることの一つの証《あか》しなのです。**タンパク質の入れ替えが遅くなって機能が落ちた状態が「老い」**であり、**完全にストップした状態が「死」**ということなのです。

たとえば、第一章で見た秋田県大仙《だいせん》市の例のように、タンパク質の一種であるアルブミンの数値が低下しているということは、体内ではタンパク質の合成が少しずつ低下しているということを意味しています。

単にタンパク質の値が低いということではなく、タンパク質の入れ替えが悪くなって、身体の機能が落ちてきていますよ、という警告なのです。

ふだんは、タンパク質が恒常的に入れ替わっているということはなかなか意識できませんが、たとえば、長くなりすぎた髪の毛や爪を切っても、またすぐに伸びてくるという現象で実感できるでしょう。

生きているこの状態を健康に保とうとすれば、タンパク質の補給が不可欠となります。栄養状態を適切にすれば、爪も丈夫で色もきれいになり、髪の毛にもツヤとコシが出ます。肌のくすみも取れ、ハリのある若々しい肌になります。これは入れ替えをよくした結果、タンパク質の質が向上したことをあらわしています。

私のクリニックの患者さんたちは、「行きつけの美容院で、『髪の毛がすごくよくなりましたね』といわれた」と喜んでいます。

爪や髪の毛、肌、筋肉は目に見えてわかりやすいですが、目に見えない内臓の組織、肝臓、腎臓《じんぞう》、胃腸、さらに脳にしても、スピードの差こそあれ、そのようにしてすべて新しい細胞と入れ替わっているのです。

異化と同化は体内の〝破壊と創造〟

タンパク質の入れ替え（スクラップ・アンド・ビルド）のうち、**スクラップが「異化《いか》」で、ビルドが「同化《どうか》」**といわれます。

異化とは、糖質やタンパク質などの栄養を分解しエネルギー源とする作用のことです。単純にいえば、身体の組織が壊れることと思ってください。栄養状態がよければ食べものを分解してエネルギーを得、栄養が不足すれば身体を分解してエネルギーを得る。発熱しているときやストレスがかかっているときなどには、異化が亢進《こうしん》します。異化が亢進している状態が継続すれば、老化が進むことになります。

タンパク質の補給が遅れると、体内の組織や臓器のタンパク質がむしり取られて利用されるため、そこの機能は低下します。さらに進行すれば、組織の形が変形し、最悪の場合は機能が消滅する（消耗性疾患《しょうもう》）ことにもなりかねません。

一方、同化とは、栄養素の分子同士を結合して、機能を有する大きな化合物にすることです。簡単にいえば、身体の成長や維持のことです。

つくることがさかんにおこなわれているときには、傷が治る、爪が伸びる、髪の毛が伸

びる、子どもであれば成長していく、といったことが起こっています。**病気が治るのも同化の作用**と考えられます。

異化がものすごく亢進する代表的な病気はがんです。がんの方に共通するのはガリガリに痩せてしまうということ。これは異化のほうが圧倒的に多くなってしまっている状態です。

食欲がなくなって食べられなくなることも多いですが、食べていても痩せていくのががんの特徴で、それは異化がさかんにおこなわれているからなのです。

このように、異化と同化、つくり替えのシステムで見ると老化や病気はすべてつながって説明できます。

そして、その**つくり替えの材料のすべては、食材から供給される**のです。

大リーグのダルビッシュ投手は、「ぼくの身体は昨日までの食べものでできている」といって、食事に気をつけているそうです。

高校時代の彼はかなり細くて、日本のプロ野球チームに入ったあともなかなか筋肉を増やすことができませんでした。そして二年目に肩を痛めてしまうのです。

それがきっかけで、身体づくりのためにトレーニングをはじめ、栄養のことも勉強するようになったとのこと。タンパク質をサプリメントでしっかりとっているそうです。

アミノ酸はタンパク質をつくる材料

私たちの身体を構成しているもっとも重要な要素は、タンパク質からできています。タンパク質が身体に吸収されるまでの流れを大まかにいうと、次のようになります。

食べものからタンパク質をとると胃~小腸に行く過程で分解され、「アミノ酸」の形になって吸収されます。その形で肝臓に運ばれたあと、血液を通って各細胞のところに行き、それぞれが結合してさまざまなタンパク質に再合成され、新しい組織がつくられます。

こうして、寿命がきた古い組織と入れ替わり、生命を維持していくのです。

人間にとって必要なアミノ酸は二〇種類です。そのうち九種類は体内では合成できないので、食品などを通して、外から供給する必要があります。これが「必須《ひっす》アミノ酸」です。

図表3の上のように、アミノ酸とはアミノ基（-NH2）とカルボキシル基（-COOH）とを持つもので、**タンパク質はこのアミノ酸が連鎖《れんさ》的につながった構造**をしています。

二〇種類あるアミノ酸はその組み合わせの順番を変えて、爪をつくるケラチンというタ

アミノ酸⇄タンパク質のやりとりが続く

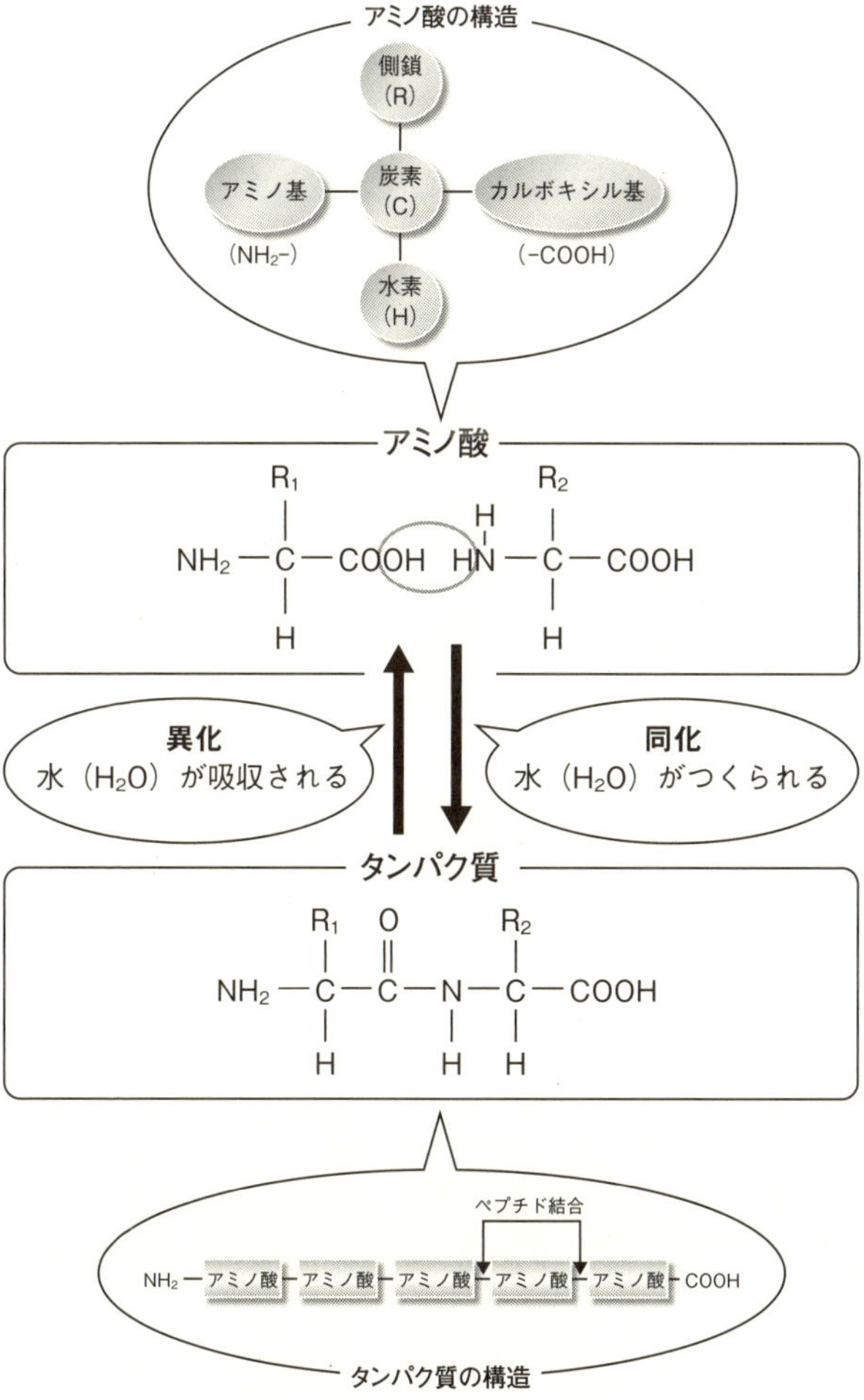

図表３　タンパク質の異化と同化

ンパク質、筋肉をつくるミオグロビンというタンパク質、酸素を運ぶヘモグロビンというタンパク質、酵素をつくるタンパク質、脳内伝達物質をつくるタンパク質など、さまざまな種類のタンパク質をつくっているのです。

たとえていうと、アミノ酸はブロックのようなもので、どんな種類のタンパク質でもブロックであるアミノ酸の組み合わせでできあがるのです。

同化とは、アミノ酸を数珠《じゅず》つなぎにしてタンパク質を生成していく過程のことであり、逆に、できあがっているタンパク質をアミノ酸の単位にバラバラに分解する過程が、異化です。

アミノ酸が結合するとタンパク質になり、タンパク質が壊れるとアミノ酸になる。私たちの身体のなかでは、この循環がつねにくり返されて、生命が保たれているのです。

「コラーゲンでお肌がプルプルになる」は本当か

アミノ酸が結合（ペプチド結合という）するとき、つまり、同化するときには、図表3の真ん中のように水分子を切り離すので、水（H_2O）がつくられます。

こうして**同化が進んでいるところでは水分が多くつくられるので、**新陳代謝《しんちんたいしゃ》が活発な肌はみずみずしく、**ハリがあって、ツヤがいい**のです。

反対に、**アミノ酸の結合が分解される（異化）ときには水が吸収され、**こちらのほうがさかんになると、**シワが出たり乾燥が起こったりします。**

日々成長してさかんに同化がおこなわれている赤ちゃんは、飲むお乳の量以上のおしっこをします。タンパク質をどんどんつくりつづけ、同化を促進しているので、水もどんどんできるのです。汗もよくかきます。

また、よく「コラーゲン（タンパク質の一種です）を食べると、肌がプルプルになる」などといわれますが、ここまで読んできたようなタンパク質生成のしくみがわかると、そんなことは起こらないことがわかるでしょう。

コラーゲンを食べたとしても、消化され、いったんアミノ酸の単位に分解されてしまうからです。これはもとの食材がなんであろうと同じこと。

そもそも食べたコラーゲンがそのまま皮膚に補給されるようなしくみだったら、肉を食べたら筋肉が増えるという奇妙な事態にもなってしまいます。

遺伝情報に基づいて、バラバラ状態のアミノ酸が結合してタンパク質が合成されて肌細胞になり、そこで初めて新しい皮膚ができ、水分がつくられてうるおいも生じるのです。

「変わらないね」といわれる人は異化と同化がイーブン

このように異化・同化の循環を維持することが、**「動的平衡を保つ」**ということです。これは私たちの身体のなかで異化と同化とが同じ速度で進んでいるため、一見変化が起きていないように見える状態のことです。

四〇歳を過ぎても、人から「変わらないね」といわれるには、異化と同化をイーブンの状態にしておく必要があります。

私たちの身体は、飢饉《ききん》などで食べものがなくなってくると、この代謝回転の速度を遅くして、調整をはかります。ですから、たとえば短期間であれば、何も食べなくても生き延びられます。

年をとることでも、この回転は遅くなっていきます。それまで二八日で入れ替わっていた皮膚が、しだいに二九日、三〇日……と入れ替わりが遅くなっていくのです。

しかし、どんなに回転を遅くしても、やがて異化のスピードに同化が間に合わなくなると、身体にさまざまなトラブルが起こってくるようになります。

異化と同化をおこなうには、エネルギーが必要です。エネルギー源として、糖や脂質が必要になってきますが、いよいよエネルギー源がなくなってくると、身体を形成しているタンパク質を取り崩して使用するようになります。そのため、身体の機能がおとろえてくるのです。

日常生活でたとえていえば、なんらかの理由で収入が減少し、支出に追いつかなくなったときのような事態です。

将来のためにたくわえておいた預金を取り崩さなければ生活が維持できなくなりますし、たくわえが底をついてくると、生活の質を落とさなければならなくなってしまうのです。

自分にとっての最高レベルの健康をめざす

このところ、新しい栄養学が注目を集めています。

いまの自分の年齢、生活で考えられる最高・最適なレベルの健康を**「オプティマルヘルス」**といいます。いま注目されているのは、その実現を目的とした栄養学です。

これまでの栄養学と異なる重要な点は**「病気でなければ健康」というのではなく、もっと積極的に健康を目指す**ところです。

かつて、私は女子マラソンランナーの栄養指導をしたことがあります。彼女たちはアマチュア選手なので、毎日午後五時まで普通に仕事をしたあとで練習をします。働きながら海外遠征もし、試合にも出て四二・一九五キロを走るわけですから、かなりハードな毎日です。当然、私たち一般人とは栄養のとり方も違ってきます。

アスリートにとって重要なのは、目標の大会に向けて、ケガをしないで、集中して自分の実力をピークに持っていけるかどうかです。選手ならだれもがそこを目指しているのですが、しかし、言うは易《やす》く行うは難《かた》しで、これはなかなかむずかしいことです。体調や精神状態のコントロールも才能の一つといえるでしょう。

また、そうした才能の違いもさることながら、オプティマルヘルスに根ざした栄養摂取を実践《じっせん》しているかどうかで、結果が大きく違ってくるのです。

自分の筋肉を、よりパワフルに、よりしなやかに鍛えるための基本は栄養にあるのです。

このところ、日本の水泳陣が世界的に頭角《とうかく》をあらわしてきていますが、その背景には、個人差をふまえて筋肉や身体づくりを考えたオプティマルヘルスの栄養学があります。

日本では栄養の重要性を真に理解しているのは一部のアスリートくらいですが、海外のスポーツ界には、**「最後の一秒を決めるのは、努力でも才能でもない。栄養である」**という格言もあるほど、当然のこととして広く認知されています。

オプティマルヘルスの基本は、**自分にとって目指す健康な状態とはどういうものかを知り、それを維持すること**にあります。人と比べて、ではありません。その人にとっての最高・最適レベルの健康を目指すのです。

アスリートではなく一般の方であっても、
「四〇歳以上になっても、アクティブでいたい」
「日々の仕事をバリバリこなし、残業が入ってもタフにこなして疲れを残したくない」
「週末は趣味やレジャーを楽しみ、オンオフともに充実した生活を送る」
といったレベルを目的とするのであれば、それにふさわしいオーダーメイドの栄養摂取が欠かせません。

あるいは、持病や不調を抱えた方の場合。たとえば、ひどい花粉症の人が、「薬を飲まないで健康に働く」ということを目標にすることも、オプティマルヘルスといえます。この場合、オプティマルヘルスの栄養学でいうと、一日一万五〇〇〇ＩＵのビタミンＤが必要となることもあります。

このように、その人の特性で、栄養学のレベルも変わってくるのが当たり前なのです。

自分のオプティマルヘルスにとって必要な栄養素の種類と量を知るには、これまでの古典的な栄養学とはかけ離れているので、まず、そこを理解することが大切です。

そのベースとして、まず私たちの身体はつねに同化と異化がおこなわれている、ということを念頭においてください。

四〇代からは「ほとんどの人が栄養不足」

「積極的に健康を維持するための理想的な栄養」という観点から見ると、**四〇代以上の日本人は**、自分では気づいていないと思いますが、**ほとんどの方が栄養不足の状態**といえます。

ただ、一般の方がその境界を見定めるのは、けっこうむずかしいものです。

たとえば、インフルエンザがはやったときに、自分もかかってしまうことを普通のことと思うか、免疫《めんえき》力の不足を栄養でカバーしなければいけないと考えるか――。あなたはどちらでしょうか。

顔にシミが出てきても、「日常生活を送るのに支障はない」と思えればそれでもいいですが、それを老化のサインと見て、「積極的にシミを防止したい」「肌のハリやツヤももっとほしい」と考えるのであれば、栄養が不足した状態となるのです。

栄養が「力を発揮する量」をとっているか

栄養学的なアプローチは、実際の医療現場でも応用されはじめています。

サプリメントで人気のＥＰＡ（エイコサペンタエン酸）。イワシなど魚類の脂《あぶら》に多く含まれているものですが、心筋梗塞《しんきんこうそく》や動脈硬化を予防したり、中性脂肪を下げたりする効果が確認されています。**サプリメントだけでなく、医薬品としても認められています。**

また、ごくありふれた栄養素である**ビタミンＣも、がんの治療に使われています。**

高濃度ビタミンＣ点滴療法といい、がん患者に高濃度のビタミンＣを点滴する治療法です。二〇〇五年、アメリカ国立衛生研究所に所属する研究者が発表した論文をきっかけに世界的に広がり、日本でも、いま五〇〇施設くらいで実施されています。

これはがん患者にビタミンＣを一日五〇～一〇〇グラム、一度に点滴します。厚労省の基準では一日に必要な量が一〇〇ミリグラムですから、ケタが一〇〇〇倍違います。

先にビタミンＣを一日二グラム口からとると、体内でコラーゲンがつくられるようになる、と説明しましたが、一度に五〇グラムとると、今度はがん細胞を殺す効力を発揮する

一定量を摂取して初めて効果が出る

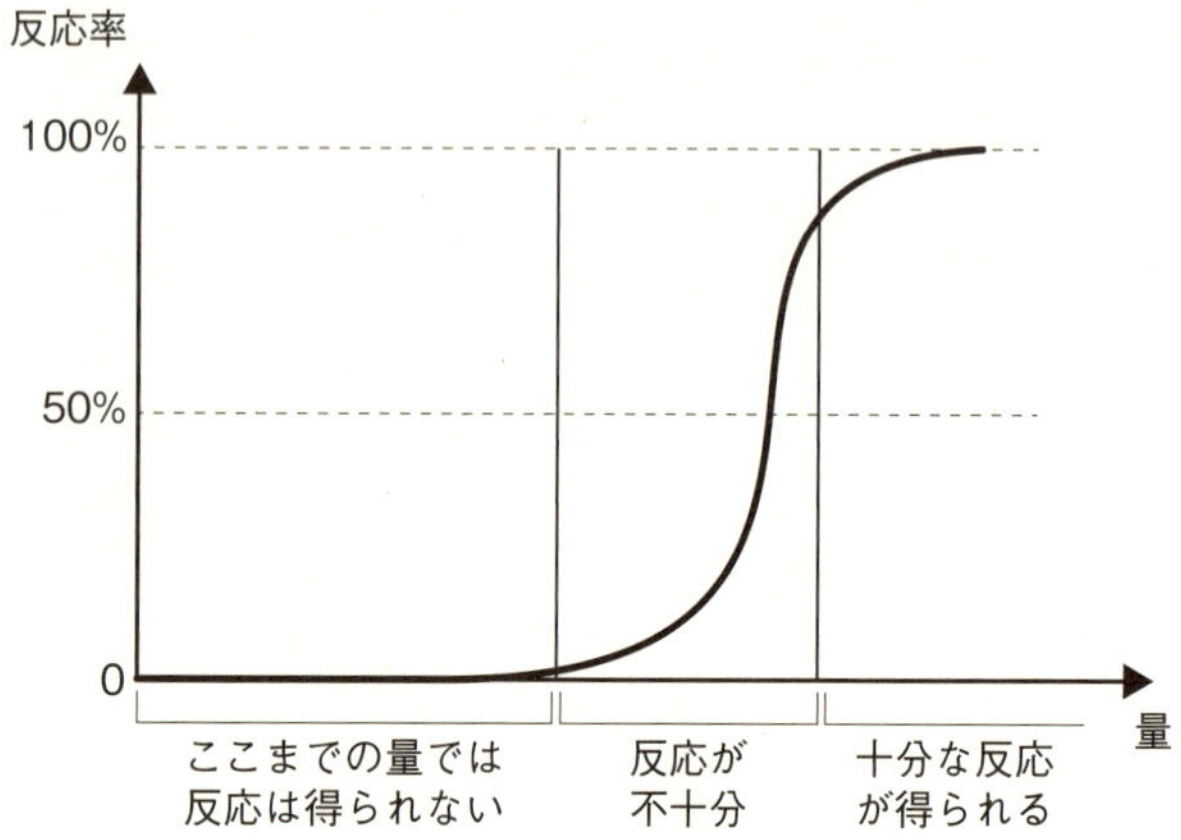

図表４　用量・反応曲線のグラフ

ようになるのです（正常細胞には影響しません）。

ただし、この反応を得るためには、体内のビタミンC濃度をあるレベル以上の濃度にすることが必要です。がん治療の場合、それが五〇～一〇〇グラムとなるのです。

このような物質の量と効果の関係は、「ドーズ・レスポンスカーブ＝用量・反応曲線」というS字形のグラフであらわされます。

二グラム程度でしたら高濃度サプリメントで経口摂取すれば大丈夫ですが、これだけの量を体内に入れるためには、口からでは無理なので点滴になります。

ある効果が得られる栄養素の量は、求める効果によって異なります。

病気治療の話でいうと、たとえばビタミンBの仲間のある栄養素の必要量は、疲労感を改善するためには一日一グラム程度、うつ症状の改善には一日二グラム、統合失調症の症状改善のためには一日三グラムと、病気によって異なってきます。

もちろん必要量には個人差があるので、治療目的なら精密な検査が必要です。

このように、**同じ栄養素をとるにしても、目的とする反応が得られる量をとらなければならない**のです。

よく過剰摂取の問題がいわれますが、とりすぎということは基本的にありません。栄養療法とは、必要な量の栄養素を身体に供給しておいて、あとは身体の反応にお任せする、という方法なのです。

病気の治療、病気にならないための健康維持、さらにそれを超えてもっと積極的な、自分にとっての最高・最適な健康を楽しむためにも、栄養を上手に利用する栄養療法の知識が広まっていくことを願っています。

第2章のまとめ

◎「カロリー＝栄養」ではない。カロリーオーバーでも栄養不足が起こる

◎人の身体にとって効率がいいエネルギー源は脂質。脂質とタンパク質の両方がとれる肉が理想的

◎タンパク質は身体をつくり機能を維持するための重要な栄養素

◎カロリー不足だとタンパク質がエネルギー源に使われてしまい、本来の働きが果たせない

◎身体にあるタンパク質はつねに入れ替わっている（代謝回転）。老化はタンパク質の入れ替えが遅くなって機能が低下した状態

◎代謝のうち、つくるほうを「同化」、壊れるほうを「異化」という

◎40代から若々しさを維持するためには、カロリーをきちんととって、タンパク質の代謝を「異化＝同化」にする必要がある

第3章

四〇代から急激に老化するしくみ

異化が同化より多くなる年齢

人の一生を体内の細胞の変化という視点から見ると、大きく三つに区分されるでしょう。

まず第一期、生まれてから二〇代までは、身体が成長し、さまざまな機能が向上していきます。この時期は、身体の組織などが壊される異化より、つくられる同化のほうがさかんです。疲れ知らずで元気に飛びまわっている年代です。

第二期は三〇代。異化と同化がほぼ同等の時期です。体力はまだまだありますが、疲れがなかなかとれなくなってきた、徹夜がきつくなったなど、少しずつ身体の変化をおぼえてくるころです。

そして、第三期は四〇代からで、この時期に入ると、**異化のほうが同化を上まわるようになり、各部の組織が劣化《れっか》したり、機能が低下したりするようになります**。いわゆる「老化」現象が起こってくるのです。自分でもそれを自覚するようになり、身体のメンテナンスのためにサプリメントなどを飲みはじめる年代でしょう。

第三期にはこの年代特有の身体のトラブルや病気が起こってくることから、二〇〇八年

40 代からさまざまな変化が出てくる

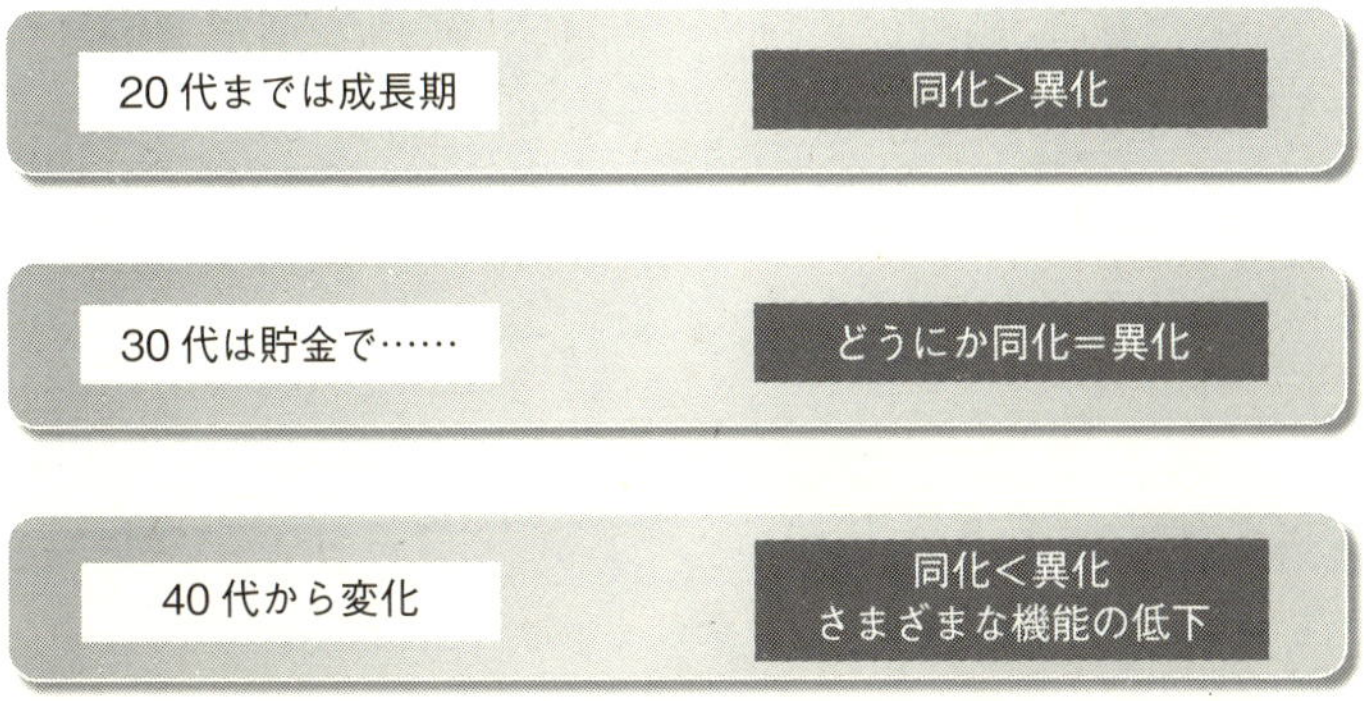

20代までは成長期	同化＞異化
30代は貯金で……	どうにか同化＝異化
40代から変化	同化＜異化　さまざまな機能の低下

図表５　細胞変化から見た３つの人生区分

より、四〇歳から七四歳の日本人を対象とする「メタボ健診（特定健康診査）」が実施されるようになりました。

従来は糖尿病、高血圧、脂質《ししつ》異常症（高《こう》脂血症《しけつしょう》）、肥満などは別々の病気として扱われてきたのですが、それらを「メタボリックシンドローム（内臓脂肪《しぼう》症候群）」という概念でひとくくりにし、できるだけ早期に発見して医療費を削減していこうというのが狙いです。

しかし、実際のところ、「おヘソまわりのサイズが……」といったことばかりが一人歩きし、その意味するところが正確に理解されていないようです。

血糖値が下がりにくくなる「インスリン抵抗性」

糖尿病、高血圧、脂質異常症、肥満などをひとくくりにする見方は、別名、「インスリン抵抗性」というもので、四〇代から起こってくる身体の大きな変化の一つです。一九八〇年代から、生活習慣病といわれるさまざまな病気の原因として指摘されるようになりました。

インスリンは、筋肉や脂肪組織へ血糖の取り込みをうながし、血糖値を下げるホルモンで、膵臓《すいぞう》のランゲルハンス島ベータ細胞から分泌《ぶんぴつ》されるものです。

私たちの身体には血糖値を調整して、つねに一定に保つ働きがあります。

食べものから得た糖質は、分解されて血液中にブドウ糖として溶け込みます。これが血糖です。血糖が増えると、膵臓から運搬役となるインスリンが分泌され、それによって全身の細胞へ運ばれてエネルギーとして利用されます。

細胞にエネルギーとして取り込まれる量は決まっているので、ブドウ糖が余ると、グリコーゲンや中性脂肪となって肝臓《かんぞう》や脂肪細胞などに貯蔵されます。逆に足りなくなった場合は、そこから出して利用します。このようにして、血糖値は一定の範囲に保たれているのです。

インスリンは血糖値に応じて分泌されるので、血糖値が高くなると、膵臓はがんばってもっとインスリンを出そうとします。しかし、そうした状態がつづくと、しだいに膵臓が疲れてきます。また、インスリン自体の効きも悪くなってきます。

このように**血糖調節のメカニズムが低下し、血糖値が下がりにくくなる状態**が、「インスリン抵抗性」です。

血糖値が高くなってしまう糖尿病はこの状態にあります。糖尿病になり肥満をともなうと、ますますインスリンの効きが悪くなり、インスリン抵抗性はどんどん高くなる、といった悪循環におちいってしまうのです。

インスリン抵抗性は、そのほか血圧が上がったり、血管壁がもろくなったり、体内脂肪が増加したりするさまざまなトラブルと密接に関係していることもわかってきました。

内臓脂肪が増えれば、インスリン抵抗性が進行し、これまでと同じ量のインスリンでは血糖値を基準値以下に下げられなくなります。

同じ量のインスリンでは血糖値が下がらなくなると、糖尿病を回避しようとして、身体はどんどんインスリンの分泌量を増やさなければならなくなります。

この悪循環による身体への過度な負荷によって、各部にさまざまなトラブルが起こってくるのです。

これが、四〇代からはじまるインスリン抵抗性という変化の実態です。

インスリンの効きが落ちるのは筋肉量が減るから

基本的に**だれでも、加齢によってインスリン抵抗性が高くなります。それは筋肉量が減るから**です。

インスリンの効き方を左右するのは、おもに膵臓と筋肉です。膵臓はインスリンを出すところですが、筋肉がインスリンを左右するのは次のようなしくみがあるからです。

血液中のブドウ糖は、インスリンによってグリコーゲンとして筋肉に貯蔵されます。貯蔵庫である筋肉量が多ければ、ブドウ糖を取り込む量も増えます。

しかし筋肉量が少なくなると、血液中のブドウ糖は中性脂肪として脂肪細胞に取り込まれ、その結果、肥大化した脂肪細胞（いわゆる内臓脂肪タイプ）がインスリンの効きを悪くさせる物質をつくるようになるのです。

筋肉量は、程度の差こそあれ、だれでも年齢とともに落ちてくるものです。したがって、老化によってインスリンの効果が低下するのは、年齢のせいというより、肥満や筋肉量が落ちるからと考えるほうが的確でしょう。

インスリンの効きが悪くなると、最終的には、いくらインスリンを出しても血糖が下がらなくなります。これが糖尿病です。

効き目が低下すると、ちょっとの食事でも、一度に大量のインスリンを分泌しなければならなくなり、それが日に三〜四回もくり返されるようになります。

膵臓は懸命にがんばりますが、やがては疲れきって、インスリンを出せなくなってしまいます。

そのため、糖尿病が発見されたときには、インスリン抵抗性がかなり進んだ段階になっているケースが多いのです。そこで、メタボ健診でできるだけ早く見つけようというわけです。

健診のポイントは「前年と比べてどうか」

ただし、**インスリン抵抗性をいまのメタボ健診で見つけるのは、かなり困難**かもしれません。早期発見を目指しているにもかかわらず、検査のなかにくわしく測定できる項目が入っていないのです。

インスリンの効き目が悪くなる原因が筋肉量低下と膵臓の不調にあることはたしかですが、**もっとも注意しなければならないのは、**先にも述べた**内臓脂肪の増加**なのです。

メタボ健診のなかに腹囲測定が入っているのもそのためで、おなかまわりのサイズをチェックして内臓脂肪を見つけようという発想です。

内臓脂肪は腸間膜《ちょうかんまく》という腸を支える腹膜《ふくまく》の一部にたまりやすいのです。焼き肉で、ホルモン（小腸）に脂がついたものなどがありますが、ああいう状態です。だからおなかまわりを測るのです。

腹囲のサイズが、男性で八五センチ、女性で九〇センチ以上になると、「教育的指導」が入ります。内臓脂肪がついてきたことを示しているというわけですが、身長との関係も考慮されていないので、それほど明確な根拠があるとも思えません。

内臓脂肪の増加とともに、インスリンの効きも悪くなっていく傾向がありますが、一方、皮下脂肪が増えてもインスリン抵抗性にはほとんど影響しません。

女性のほうが五センチ大きな数字になっているのは、体質的に皮下脂肪がつきやすいからとのこと。いずれにせよ、一つの目安と考えればよいでしょう。

内臓脂肪を詳細に調べるにはＣＴスキャンが最適で、おなかを輪切り状に見ていくと、脂肪の面積が測定でき、内臓脂肪の量がわかります。

しかし、健診の段階で、対象者全員にこの検査を実施するのは、時間的にも、費用面でもむずかしくなります。そこで、腹囲を測定することで内臓脂肪の量を推定しているのです。

この健診で大事なのは、**基準値以内におさまっているかどうかではなく、前年と比べてどうか、**という点です。つまり、「経過観察が重要」なのです。

数値がたとえ正常値内におさまっていても、中性脂肪の数字が少しずつ上がり、ＨＤＬコレステロール（善玉コレステロール）値がだんだん下がっているとしたら、これは**内臓脂肪がついてきたことのサイン**です。

このまま同じ生活習慣をつづけていると、インスリン抵抗性が増して、数年後には糖尿病になってしまうかもしれません……。

その年の数値だけ見て一喜一憂するのではなく、数年にわたって経過観察をしていかないと、糖尿病になりかけていることにも気づきません。

こういうところを見ていくことが健診のコツでしょう。

消化管の変化

「胃が弱くなった」のはピロリ菌《きん》のしわざ

四〇代からは、身体の各部、消化管、肝臓、心臓、血管、骨、脳などにさまざまな変化があらわれるようになります。まずは、消化管のトラブルから見ていきましょう。

四〇代になると、胃もたれや食後のムカつきなどの症状が出はじめ、**胃が弱ってきた、と感じる方が多い**ようです。

胃粘膜《いねんまく》が加齢とともに萎縮《いしゅく》することは以前から知られていました。健康な胃壁《いへき》には多くの襞《ひだ》があり、それらが活発に動くことで、胃としての役割を果たしています。

その襞がすり減ったり、なくなったりして表面がザラザラしてくると消化がうまくできなくなります。これは、老化による「萎縮性胃炎《いしゅくせいいえん》」と考えられていました。

しかし、実際は、ピロリ菌《きん》（ヘリコバクター・ピロリ）のしわざであることがわかってきました。**萎縮性胃炎の多くはピロリ菌による感染症であり、長い年月をかけて悪化した**

胃炎だということがはっきりしたのです。

いま、**四〇代より上の年代の半数以上がピロリ菌感染者**といわれています。ピロリ菌は衛生環境が悪いところで感染しますから、四〇代より上の割合が多いのは、上下水道が普及していたかどうかが関係しているのではないかといわれています。

四〇代から下になると、ピロリ菌感染者はぐっと減るのですが、それでも結構います。そうした人は母親が保菌者であることが多く、母子感染と思われます。ピロリ菌に感染するのはほとんどが幼少時なので、四〇代までは胃炎、ムカつき、ひどい場合には胃潰瘍《いかいよう》として発症します。

それが四〇代からは、萎縮性胃炎の症状が中心になってくるのです。そのため加齢や老化が原因といわれたのでしょう。もちろん、ピロリ菌を持っていない人には、こうした症状はめったに出ません。

萎縮性胃炎の場合、自覚症状といっても、食後の胃もたれ、ムカつき程度で、痛みもそれほどありません。萎縮性胃炎があるとあまり空腹を感じなくなるので、食事を少し抑えたり肉類を減らしたりすれば、ほとんど症状がなくなります。

それだけに、**放置していると、わからないうちに進行して胃がんなどの大事にいたってしまうこともある**ため、よけいに注意が必要なのです。昔から日本人には胃がんが多いといわれ、食習慣に問題があるからではないかともいわれてきましたが、それはこのピロリ菌のせいなのです。

胃炎の症状があれば、当然、食が細くなり、栄養摂取量じたいが減ってしまいます。また、タンパク質を分解する酵素《こうそ》（ペプシン）も減少していきます。するとどうなるか。ペプシンが不足すると、タンパク質の分解がうまくできず、未消化のまま腸に流れていくため、肉を食べるとムカムカするようになります。肉は効率がよいタンパク質なのですが、**お茶漬けやそうめんのような、さっぱりしたものばかり好み、ますます肉を食べなくなる、という悪循環におちいってしまう**のです。

ピロリ菌除菌は保険でできる

ピロリ菌の有無は、血液検査でも、検便でもわかります。内視鏡検査でも、検査する人にピロリ菌に関する知識と注意力があれば、もちろん特定できます。

胃がんの原因がピロリ菌による萎縮性胃炎だと判明したとき、日本ヘリコバクター学会が、日本人の胃がんによる死亡率を減らすために、ピロリ菌の除菌を保険適用にすべきだと主張しました。

ところが、四〇歳以上の二人に一人以上がピロリ菌感染者なので、それらのすべてを保険適用にすると負担が大きくなりすぎるということで、厚生労働省は適用を胃や十《じゅう》二《に》指《し》腸《ちょう》で潰瘍をくり返す患者だけに限定してしまいました。

慢性《まんせい》胃炎・胃潰瘍の原因がピロリ菌と特定されたのは、一九九四年ごろです。きびしい制限つきで、まがりなりにも保険適用になったのが二〇〇〇年。**慢性胃炎でも保険で除菌できるようになったのは、やっと二〇一三年二月になってから**です。

胃炎の段階でピロリ菌を除菌したほうが、胃がんになってから高額の医療費を使うより経済的にはずっとメリットがあります。そのことにやっと気づいたのでしょう。

ちなみに、**ＷＨＯ（世界保健機関）は、すべてのピロリ菌を除菌するよう勧告を発しています。**

除菌方法としては、一週間ほど継続して抗生物質を服用します。日本ヘリコバクター学会はこの方法での除菌率を九〇パーセントと称していますが、実際にはそれほど除菌できるとは思えません。

日本人は抗生物質をこれまで多量に服用してきているので、ピロリ菌には耐性ができていて、そんなに簡単には死滅しないからです。

それでも、日本人全員がピロリ菌検査をし、除菌を実施したら、日本の胃がんによる死亡率は劇的に減少するし、胃を強くして若返りをはかることができるでしょう。どんなものでもおいしく食べられる、これは本当にうれしいことです。

腸内細菌《さいきん》のいる場所

消化管に関して、最近とくに話題になることが多いのは、**腸内細菌《さいきん》**でしょう。図表6は、消化管内各部位における腸内細菌の分布を示しています。左端に示した口の中は雑菌の宝庫といわれ、大量の細菌の存在が確認できます。

それが胃にいくと急減するのは、**胃酸によって多くが死滅する**からです。だから、胃の中は比較的、菌の数が少ない。

次の十二指腸では、胃から送られてきたものに胆汁《たんじゅう》や膵液《すいえき》を混ぜてさらに消化し、小腸に送ります。細菌の数はこのあたりがもっとも少なくなります。小腸は栄養の吸収をになう器官なので、細菌が少ないにこしたことはありません。

胃から離れるにしたがって、また細菌の数が増えていき、盲腸《もうちょう》～直腸までの大腸《だいちょう》になると、大腸菌やバクテロイデスをはじめ、細菌だらけになってきます。

これは腸内の空気との関係も影響しています。腸内細菌のほとんどは、酸素があると死

胃酸の働きで腸内が滅菌している

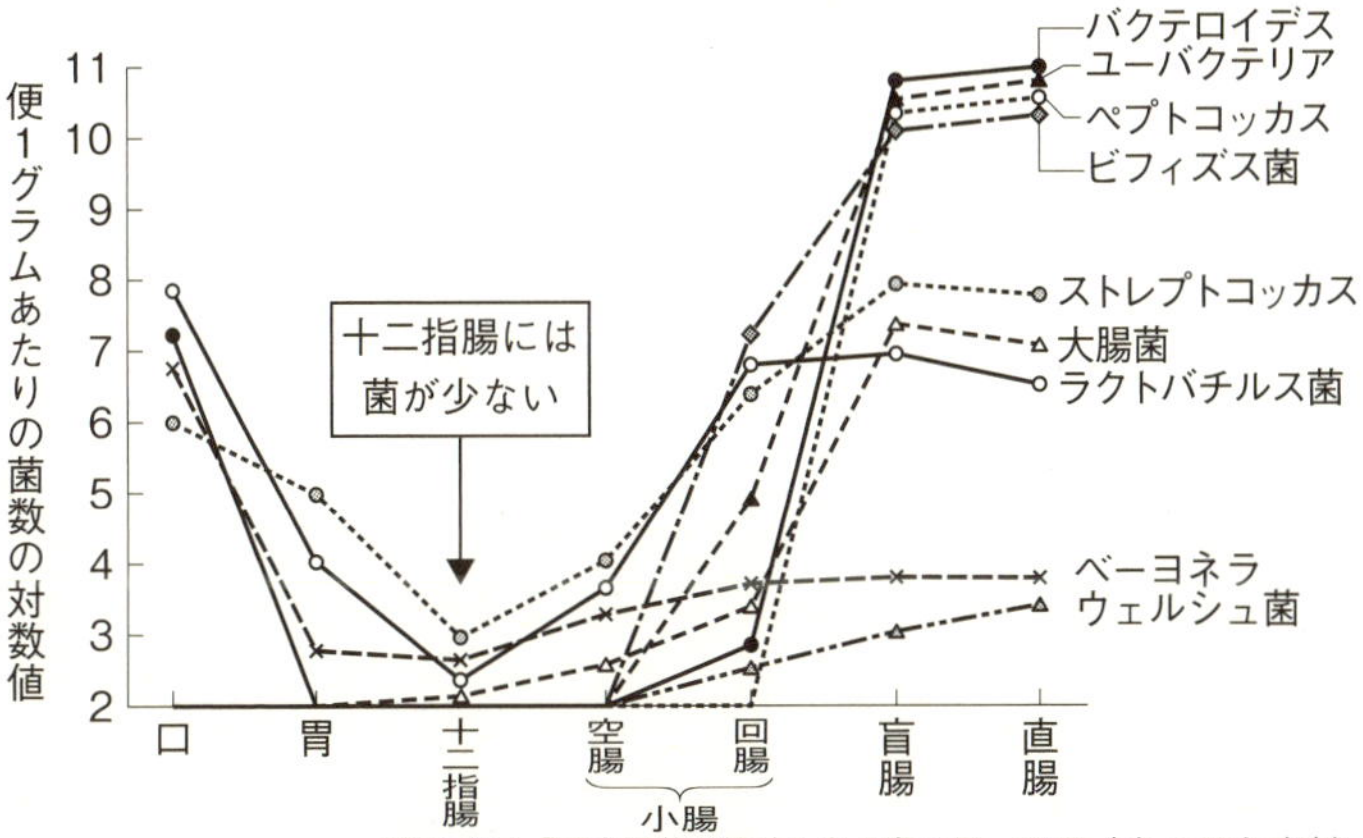

（光岡知足『腸内細菌学雑誌』〔15巻2号、2002年〕の図を改変）

図表６　消化管各部位の腸内細菌

んでしまう嫌気《けんき》性の菌です。胃や十二指腸には、食事のとき一緒に飲み込んだ空気がそこそこあるので、酸素があっても生きていられる細菌が存在します。が、大腸になると酸素がほとんどなくなるため、嫌気性の細菌が一気に増えるというわけです。

このグラフが示すもっとも重要な点は、胃で胃酸が分泌され、口腔《こうくう》内や食物に含まれている細菌類をしっかり殺してくれているかどうか、というところです。

とくに、胃と小腸の中間にある十二指腸で細菌数がぐっと減少していることが、そのあとの吸収にとっては、とても大事になります。

ところが、**最近、胃酸の濃度が低下し、十二指腸や小腸で細菌が増大する傾向があ**

って、**そのことがさまざまな問題を引き起こしている**といわれているのです。

胃の殺菌力低下がもたらす悪影響

以前は医師にしか処方できなかった作用のきつい薬品が、規制緩和《かんわ》によって一般の薬局や一部のドラッグストアでも買えるようになりました。胃の痛みや胸焼けなどの症状がある人たちが、自己判断でそれらを服用することによって、かえって新たな問題を引き起こしている例も少なくありません。

たとえば、**H2ブロッカー系の胃腸薬は**、胃の酸を抑える効用がかなり強いのです。これを常用していると、**胃の殺菌力が低下し、結果として十二指腸や小腸の細菌数が増えてしまいます**。

昔から、世の中には「胃の症状は胃酸過多によって起こるもの」という固定概念が強くありますから、とにかく酸を抑えようという発想になりがちで、こうした薬を飲んでしまうのでしょう。

いまは、酸という攻撃因子《いんし》とそれを防御《ぼうぎょ》している粘膜・粘液《ねんえき》のバランスの崩れが胃の症状を起こす、という考え方が常識になっています。

胃壁の防御力のほうがいちじるしく低下していれば、たとえ胃酸の量が少なくても、胃酸の影響のほうが強く出ます。その結果、胃酸を抑える薬を飲んでしまう。

もともと**胃酸は十分になければならないもので、減らすべきではない**のです。この場合、むしろ防御因子を増やして、胃壁の粘膜を丈夫にしてやるのが治療となるはずです。

ところが、いまだに、胃がムカムカするというと、胃の酸が多いか少ないかを確認しないまま、酸を抑制する薬品を出してしまう薬剤師もいます。

胃の酸性が弱いと、食べたものと一緒に細菌も十二指腸から小腸に流れていきます。**小腸で細菌が増えると、栄養素の吸収に問題が生じ、必要な量を食べているのに栄養不足、身にならない**ということが起こってくるのです。とくにタンパク質の吸収障害は深刻な問題です。

先に少しふれましたが、食材に含まれるタンパク質を最初に分解するときに必要な酵素《こうそ》がペプシンです。胃から分泌されるペプシノーゲンが胃酸によってペプシンに変わるのですが、胃酸がなければペプシンができないので、**タンパク質は未消化のまま小腸に流れて**いってしまいます。すると、小腸の負担が大きくなり、**タンパク質の吸収が悪くなる**のです。

異化・同化の関係でいえば、同化をさせるための材料の吸収がうまくいかなくなって、身体の若さを保てなくなり、老化が進むということになってしまいます。

善玉《ぜんだま》菌・悪玉《あくだま》菌・日和見《ひよりみ》菌

腸内細菌とひとくくりにいってもさまざまあり、人の腸内、おもに大腸には一〇〇種類以上、一〇〇兆個にものぼる細菌類が常住しています。一般によくいわれるのが、腸内細菌を、**善玉《ぜんだま》菌**、**悪玉《あくだま》菌**、それに**日和見《ひよりみ》菌**に分ける言い方です。

このうち、日和見菌とは、身体の調子がいいときにはそれほど悪さをせず、免疫力が落ちたりするとたんに悪さをしはじめる菌です。行動がその場の雰囲気に左右されることから、「日和見」といわれます。

ちなみにおなじみの大腸菌、これは種類がいろいろあり、そのほとんどは悪玉ではなく日和見菌です。O‐157のような病原性大腸菌でなければ、基本的に害があるわけではありません。

余談ですが、中国にはO‐157の大腸菌がうようよいるので、中国人にとってO‐157は日和見菌です。生まれてすぐ体内に入っているので、身体がそれに慣れている。日本人にとっては死にいたる危険性もある菌ですが、中国人は全然平気なのです。

話を戻しましょう。当然ながら、たくさんいてほしいのは、人の健康に貢献する善玉菌です。

赤ちゃんが母親の体内にいるときは、基本的に無菌状態です。当然、腸の中も無菌で、破水《はすい》して初めて外界と接し、細菌類に曝露《ばくろ》されることになります。

通常の経膣分娩《けいちつぶんべん》で生まれた赤ちゃんの場合、産道に住みついている細菌類も一緒に出てくるので、それらが最初に赤ちゃんのおなかに入ってきます。このとき、赤ちゃんの胃に酸があるわけではないので、細菌は消化管にどんどん入っていきます。

赤ちゃんの胃に酸のバリアができて、バイ菌を殺せるようになるのは、産後一週間ほどたってからで、その間の状況を示したのが、図表7のグラフです。

赤ちゃんを守る母乳

生後一日目に大腸菌が増えるのは、母親の肛門《こうもん》の近くを通ってくるからです。二日目くらいからビフィズス菌とかラクトバチルスという乳酸菌が増加するのは、母親の膣に存在しているわずかな善玉菌が、母乳に含まれる成分によって増えるからです。その物質は、とくに初乳《しょにゅう》に大量に含まれています。

そのため、**生まれた直後に出てくる母乳を飲ませることが、赤ちゃんのおなかを整えるための重要なポイント**となってくるのです。

この母乳に含まれる免疫《めんえき》成分が「ラクトフェリン」です。これは善玉菌を増やし、悪玉菌を減らすため、母乳で育てられている赤ちゃんのウンチはあまりくさくなく、かすかに酸《す》っぱいにおいがします。一方、母乳が出ず、最初から粉ミルク（人工乳）で育てられる赤ちゃんのウンチは、大人と同じにおいがします。

赤ちゃんの腸内菌は、七日目くらいで一定の割合に落ち着き、ほぼ大人に近い割合となります。だから、初期のうちはできるだけ母乳で育てるのが望ましいのです。

悪化していく腸内細菌バランス

図表8は、腸内細菌のバランスが年齢につれてどう変わるかを示したものです。

生まれた直後に急激に変化していますが、その後は成年期まで、ほぼ一定になっています。

四〇代ごろからの成年～老年期になると、悪玉菌（ウェルシュ菌）や日和見菌（大腸菌）が増え、善玉菌（ビフィズス菌）が減少するという変化が起こってきます。**年とも**

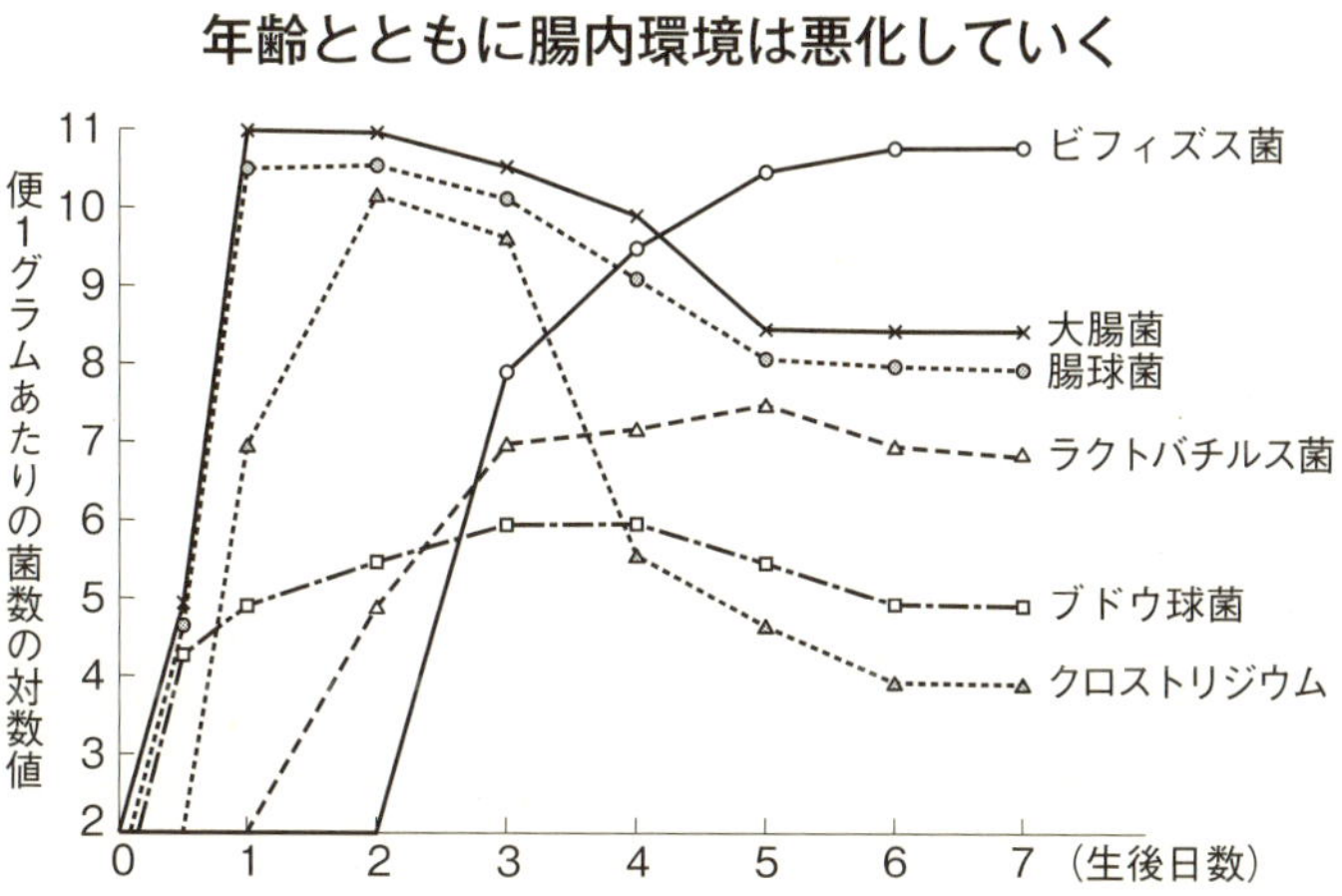

年齢とともに腸内環境は悪化していく

（光岡知足『腸内細菌学雑誌』〔15 巻 2 号、2002 年〕の図を改変）

図表 7　母乳栄養児の生後 1 週間の腸内細菌叢の推移

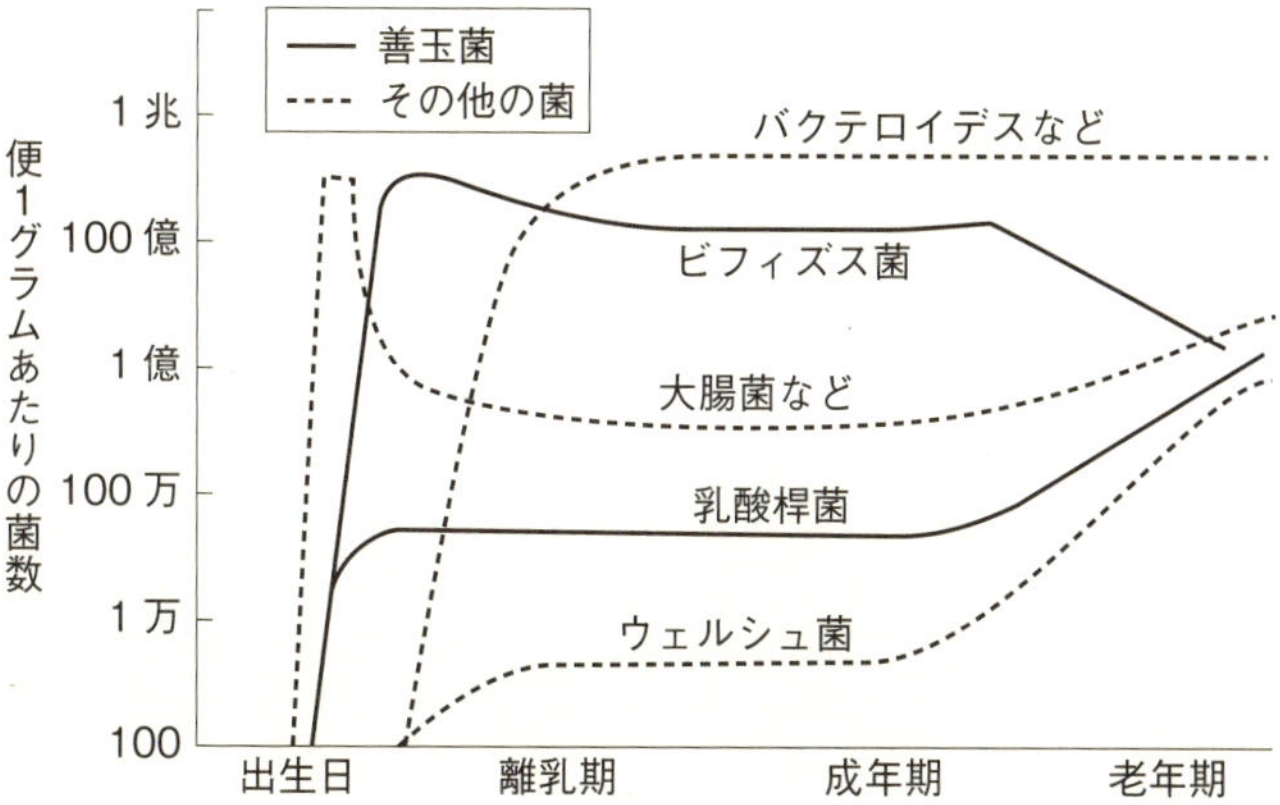

（光岡知足『腸内菌の世界』の図を改変）

図表 8　40 歳からの腸内細菌の変化

に腸内細菌のバランスが悪化してくるのです。

免疫系の機能がおとろえてくると、日和見菌が悪玉に転換することもあり、腸内環境はますます悪化します。

たとえば、**便やオナラのにおいが若いころと変わってきたりするのは**、そのせいです。それだけ、**腸管の解毒《げどく》能力や排出機能が疲弊《ひへい》してきた結果**といえるでしょう。

それをなんとかしようと、腸内細菌を整えるためにもヨーグルトを食べましょうという話をよく聞きます。

ビフィズス菌が入ったヨーグルトを食べると、多くは胃の酸で殺されてしまいますが、それでもいくらかは生き残って腸まで届きます。そして腸内を流れて、肛門《こうもん》から排出されるまでは働きます。しかし、それらの新しい菌が腸に常住することはありません。

腸内細菌のバランスが生後七日くらいで決まったあとは、腸壁はそれらで埋めつくされるので、あとになって**外から新しい菌を入れても、腸内には定着しない**のです。新しい菌が排出されてしまえばそれまでで、その菌の子孫も残りません。

ですから、**市販のヨーグルトは食べつづける必要がある**のです。いくらヨーグルトを食べておなかの調子がよくなったと思っても、食べるのをやめれば、もとの状態に戻ってしまうからです。

それより、**もともと腸壁に定着していた善玉菌を、いかに増やすか**が重要です。そのポイントになってくるのが、ラクトフェリンや食物繊維となります。

善玉菌の少ない人は、ラクトフェリンが含まれるサプリメントや食物繊維を摂取することで、善玉菌を増やすことができます。

ただ、腸内菌を調べても、少ない、というより、ほとんど検出できない人がいます。本当にまったく存在しないのかもしれませんが、だとしたらこれは異常です。

通常、**人の一日の排便量は一〇〇～一五〇グラムほどですが、そのうちの半分くらいは腸内菌の死骸《しがい》**です。ところが、検便しても善玉菌の死骸が見つからないことがあり、また、そういう人にかぎって、ひどいアレルギー症状を抱えていたりするのです。

その理由として、風邪をひくとすぐに抗生物質を服用してきたとか、小さいころから精製された糖質に偏った食事によって、食物繊維の摂取が少ないことが考えられます。

食物繊維は善玉菌のえさ

図表９は、食物繊維の摂取量が減ると、うつや喘息《ぜんそく》が増えてくるという関係を示しています。

ただし、このグラフに見られるような、食物繊維の摂取量とうつや喘息の発症率の推移は、こういう傾向が見られるという事実を示しているだけで、因果関係が確定されたものではありません。

善玉菌を増やす秘訣《ひけつ》は、やはり食物繊維を多く摂取することでしょう。

食物繊維は私たちの身体の栄養素として直接は利用できませんが、腸内細菌、とくに善玉菌は、この食物繊維を栄養分にして増殖《ぞうしょく》します。いわば、**「食物繊維は善玉菌のえさ」**なのです。

したがって、四〇代からは、食物繊維を積極的に摂取するよう心がければ、腸内細菌のバランスが乱れることを予防できるのです。

食物繊維はいくらとっても、とりすぎることはありません。排便はデトックス（体内の毒物を排出させること）なので、便が多く出れば出るほど、身体にとっては好ましいのです。最近では**食物繊維は、五大栄養素に次ぐ「第六の栄養素」とも呼ばれています。**

食物を摂取してから二四〜七二時間で、不要になったものが便となって排出されます。もし朝食べたものがその日の夜に出るようでしたら、要注意です。それは腸が元気ということではなく不調の証拠ですから、食物繊維を増やして、分解された食物が腸に滞留する時間を調節してあげたほうがいいでしょう。

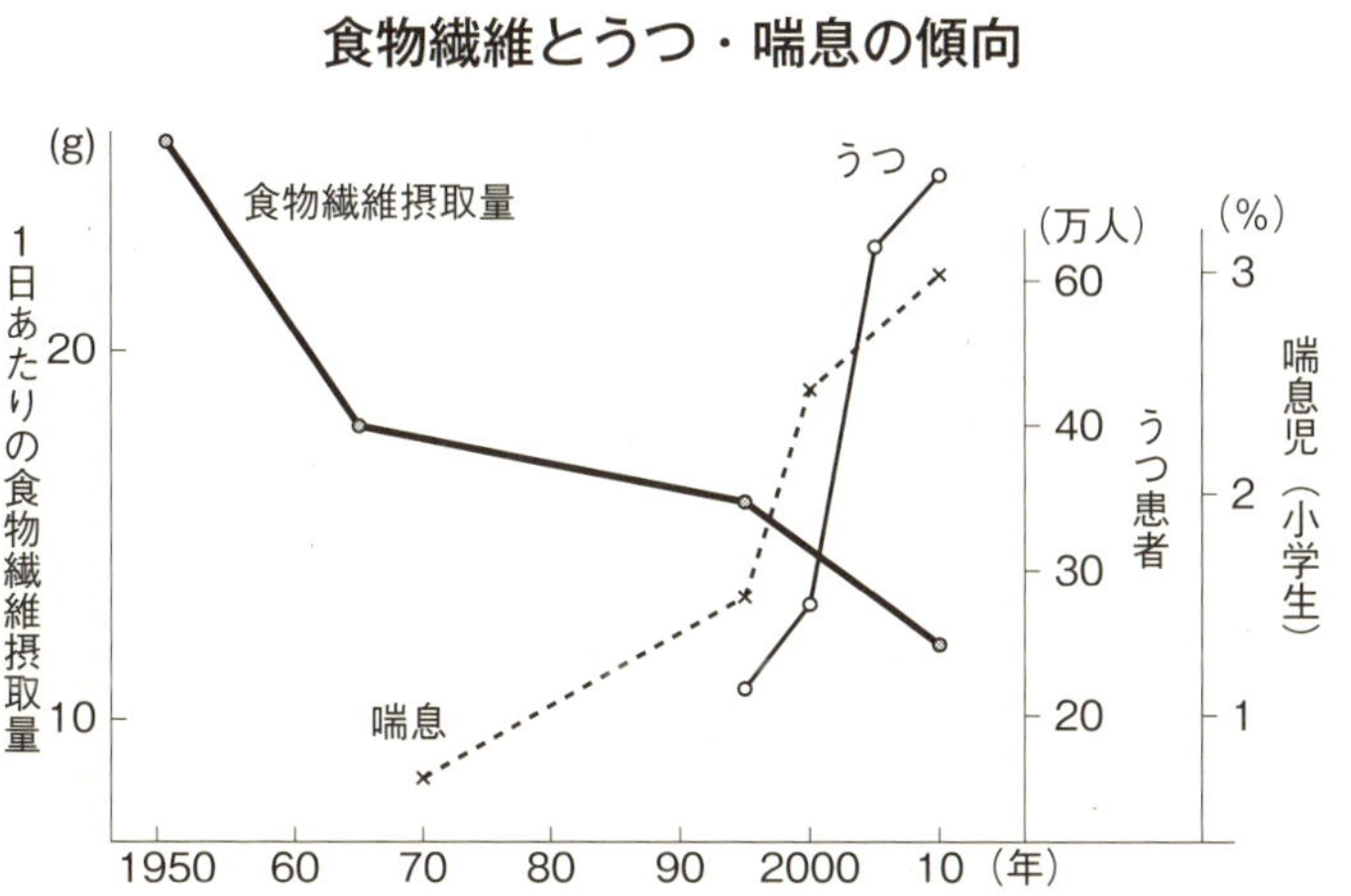

（藤田紘一郎著『こころの免疫学』）

図表９　食物繊維摂取量の変化と疾患

食物繊維を十分にとれば、便の排出はそんなに早くはならないはずです。慢性的な下痢《げり》や便秘の予防にもなります。

食物繊維があると胆汁がたくさん分泌されるので、便にはツヤがあり、色もきれいなバナナ色をしています。いやなにおいもそんなにしません。

毎日の便をチェックすることで、腸の健康状態を見ることができるでしょう。

肝臓の変化

肝臓と三大栄養素

ここまで述べてきた腸内環境とじつは密

接に関わっている臓器が、肝臓です。食べものが消化・吸収されるルートに肝臓は直接関わっていません。一見、関係なさそうな腸と肝臓の関わりについて説明します。

まず、食べたものが消化・吸収される過程を簡単におさらいしておきましょう。

三大栄養素（糖質、脂質、タンパク質）のうち、重要なエネルギー源である脂質は、小腸で吸収されたあと肝臓を経由することなく、そのまま身体の各部に配送されるようになっています。

一方、糖質とタンパク質は、消化・吸収されると必ず肝臓に送られて、糖質であればグリコーゲンという貯蔵形態に変換されるし、タンパク質であればアミノ酸につくり替えられ、身体各部の組織などの材料として、血流によって全身に送られます。

つまり、**それぞれ使いやすいように肝臓で代謝《たいしゃ》されて、それから全身をめぐるというメカニズム**になっているのです。

ですから、**エネルギー源のもとは本当は脂質が中心**、ということを理解してください。

ただ、脂質がダイレクトにエネルギー源になるというと、たとえば肉の白い脂《あぶら》を食べるとそのまま自分の脂になるかのように誤解する人がいますが、そういうことではありません。

どんな食べものも、腸の中で分解されてから吸収されます。分解された脂は、もとは肉だったのか魚だったのか、わからないような形に合成しなおされて、それから血液によって全身をまわり、その間にほとんどがエネルギー源として消費されるのです。

食べたラードやヘットがそのまま皮下脂肪《ひかしぼう》になることなどありえないので、ご安心を。

もちろん、脂質には一グラムあたり九キロカロリーの熱量があるから、カロリーオーバーの人は、霜《しも》降り肉などはあまりとりすぎないほうがいいでしょう。

ただ、肉は脂質だけでできているのではありません。**タンパク質がとれる理想の食べものも肉**なのです。脂肪がついているから肉はできるだけ食べないという食事法をつづけていると、タンパク質がうまくとれず、新型栄養失調を招くおそれがあります。

そのへんは、あまり偏《かたよ》りすぎないことが重要で、カロリーの話と脂質やタンパク質の話は分けて考えたほうがいいのです。

肝臓が解毒《げどく》できないものはひかえる

肝臓の役割は、糖質とタンパク質を代謝し、素材の形にしてから身体の各部に搬送させることですが、もう一つ大事な任務があります。それは**「解毒《げどく》」**です。

腸では胃酸をすり抜けてきた毒物も吸収してしまうので、肝臓にまわってきたときに、解毒をする必要があります。アルコールや薬などの化学物質も肝臓で代謝されますが、これも解毒作用です。

見方を変えると、脂質は肝臓を経由しないので、解毒をしないまま体内をめぐることになります。なぜかというと、脂質は解毒の必要がないからです。つまり、**私たちの身体にとって、もっとも安全なのが脂質**なのです。

後述しますが、最近、トランス脂肪酸やマーガリンの有害性が指摘されるようになりました。これは肉や魚に含まれる脂質とは異なり、もともと自然界にはない、化学的に合成された脂質です。

ですから、身体のメカニズムのほうは、そんなものを想定したつくりになっていないのです。肝臓での解毒の対象外、いわば無防備状態になっているので、こうした物質はできるだけ摂取をひかえるのが賢明です。

便秘は肝臓を苦しめる

通常、各臓器に入ってくるのは、心臓から送られた動脈経由のきれいな血液です。その臓器で消費したあと、静脈を通ってまた戻っていく。

ところが、**肝臓は特殊な臓器で、動脈からの血流は三分の一程度。残りの三分の二は、腸からやってきます。**これは腸が吸収した栄養素を含んだ血液ですが、同時に**毒物も入っている状態**です。

その毒のなかで特に注目されているのが、腸の内臓脂肪から出るＴＮＦ-α《アルファ》とかインターロイキンなどです。糖尿病や動脈硬化、アレルギー疾患《しっかん》、膠原病《こうげん》などの要因として指摘されているものです。

また、**腸内で発生した有害物質アンモニアも、腸からの血流に混ざって肝臓に入ってきます。**

腸内環境が悪く、悪玉菌がのさばっていると、便秘になりやすくなります。当然アンモニアもどんどん出てきます。

肝臓はもともと、栄養素の代謝や激しい運動などから体内で発生するアンモニアを解毒し、無害な尿素に変えていますが、便秘によってさらに酷使《こくし》される状況になります。

その対応に追われるうちに肝臓が疲れきってしまい、肝機能低下となると、全身の倦怠《けんたい》感や疲労感を生じるようになります。

このように、**腸内環境が悪化すると肝臓はモロに影響を受ける、**というわけです。いわば肝臓は腸内環境を映す鏡でしょう。

肝臓はたくさんの役割をになっている反面、機能がダメージを受けてもなかなか自覚症状が出ないため、〝物いわぬ臓器〟といわれています。

日々フル回転してがんばっている肝臓のためにも、便秘は禁物です。

四〇代からは「脂肪肝」急増中

四〇代から男女ともに急増するのが「脂肪肝」です。脂肪肝とは内臓脂肪の一つで、肝臓の重量の五パーセントを超える脂肪が肝臓に異常に蓄積された状態をいいます。

いま日本では、成人の三人に一人が脂肪肝ともいわれています。

先にも述べたとおり、内臓脂肪はおもに糖質由来のものです。食物から摂取された脂質は、通常では肝臓を経由することがないので、それが内臓脂肪に転換することはありません。内臓脂肪になるのは、おもに過剰摂取された糖質由来のカロリーなのです。

吸収された糖質は、いったんグリコーゲンという形で肝臓に貯蔵されます。エネルギーが必要になると、グリコーゲンが分解され、ブドウ糖に変換されて燃やされます。

エネルギーとして使いきれず余った糖質は、脂肪細胞に取り込まれて中性脂肪に変換され、身体のあちこちに備蓄されます。

それが内臓脂肪の正体で、内臓脂肪をたっぷりとまとった肝臓が脂肪肝。いわばフォアグラのような状態です。

脂肪肝になっても自覚症状はほとんど出ませんが、中性脂肪がたまって肝臓が肥大します。やせ型の人は肋骨《ろっこつ》の下を触ると自分でもわかります。肝臓の端は普通ならシャープな形なのですが、脂肪肝は腫《は》れてダルッとたるんだ触感です。**脂肪肝は放っておくと肝硬変《かんこうへん》や肝臓がんなど重大な疾患につながりかねません。**さらに、脂肪肝にアルコールがからむと**肝炎《かんえん》など重症化することも**あります。

脂肪肝というとアルコールというイメージですが、甘いもの好きの方もごはん好きの方も糖質のとりすぎからなることがありますので、十分注意してください。

心臓・血管の変化

インスリン抵抗性が引き起こす高血圧

メタボリックシンドロームに関する深刻な問題点は、高血圧です。高血圧もまた、インスリン抵抗性によって起こるケースが多いものです。

高血圧というと、とかく塩分ひかえめということがいわれますが、実際のところ、**血圧が塩分によって上昇するケースは、それほど多くはありません。**

血圧が高いといわれたら、塩分をひかえることも必要ですが、それよりも**むしろ糖分（糖質）をひかえるべき**です。インスリン抵抗性が進むと、血圧が上昇したり、血管壁がもろくなったり、とさまざまなトラブルが引き起こされるからです。糖質をひかえれば、血圧は驚くほど下がるでしょう。

四〇代からの心臓や血管に関して、もっとも気になるのは動脈硬化です。血管壁が硬くなれば、そこにかかる圧力も強くなり、血圧が上がってきます。

ただし、動脈硬化が高血圧の原因だといわれますが、これは、動脈硬化になる人はもともと高血圧の傾向があり、動脈硬化を起こせばますます血圧が上がってしまうということです。

ですから、動脈硬化が起こるしくみを正しく理解することが肝心《かんじん》です。

動脈硬化の原因はコレステロール？

これまでいわれてきた動脈硬化が起こるしくみはこうです。

動脈の血管が老化などで弾力性を失い、硬くなっていきます。血管の内側にコレステロールなどの塊《かたまり》（粥腫《じゅくしゅ》）が付着するようになると、血管がさらに硬くなって破れやすくなったり、狭くなって血流が悪化して詰まったりしてきます。

そうして血流がとどこおった結果、さらに高血圧が進み、心筋梗塞《しんきんこうそく》や脳梗塞、くも膜下《まくか》出血などの重大な症状を引き起こしてしまいます。

動脈硬化というと、これまではどうしてもコレステロールが原因とされがちでした。このコレステロールの塊が思い浮かぶためでしょう。

この塊のもとがＬＤＬコレステロールであるため、最近はＬＤＬコレステロールが悪玉として強調され、メタボ健診でもＬＤＬコレステロール値が測定されるようになっていきます。

そのため、四〇代からは、動脈硬化を気にして肉の摂取量を減らそうとする人が増えてきます。「コレステロールは動物性脂肪だから、肉は避けたほうがいい」と、いまだに指導されることも多いでしょう。

しかし、もうそろそろ、こうした間違った認識からは脱却していただきたいものです。

図表10からわかるように、年代につれて動物性タンパク質、つまり肉や魚、卵などの摂

取量が増えています。大豆などの植物性タンパク質の量は減少し、一九七〇年代後半から、両者の割合が逆転しています。

その後、植物性タンパク質は横ばい状態ですが、動物性タンパク質はなお増えつづけています。日本人の平均寿命が世界一になるのは、じつはこのころからなのです。

世界の食糧事情の変化を見ても、**動物性タンパク質の摂取比率が五〇パーセントを超えないと、平均寿命は延びてきません。アジアでこれを維持できているのは、日本と香港《ホンコン》だけです。**

下の図表11を図表10とあわせて見ると、動物性タンパク質の摂取率が半分以上に増えたころから、脳血管疾患《しっかん》による死亡率が急降下していることがわかるでしょう。心筋梗塞などの心疾患が増えることもありません。

さらに、コレステロールの値が増えれば増えるほど、脳出血や脳梗塞の発生率が減少する傾向が示されたデータもあります。

これまでいわれてきたコレステロールについての〝常識〟とは、まったく逆の結果が示されていることを、もっと冷静に受けとめるべきでしょう。

コレステロール値が高い人は鶏卵の摂取もひかえるべきといわれますが、図表12では、卵をたくさん食べている人のほうが、コレステロール値が低く出ています。

動物性タンパク質の摂取で長生きに

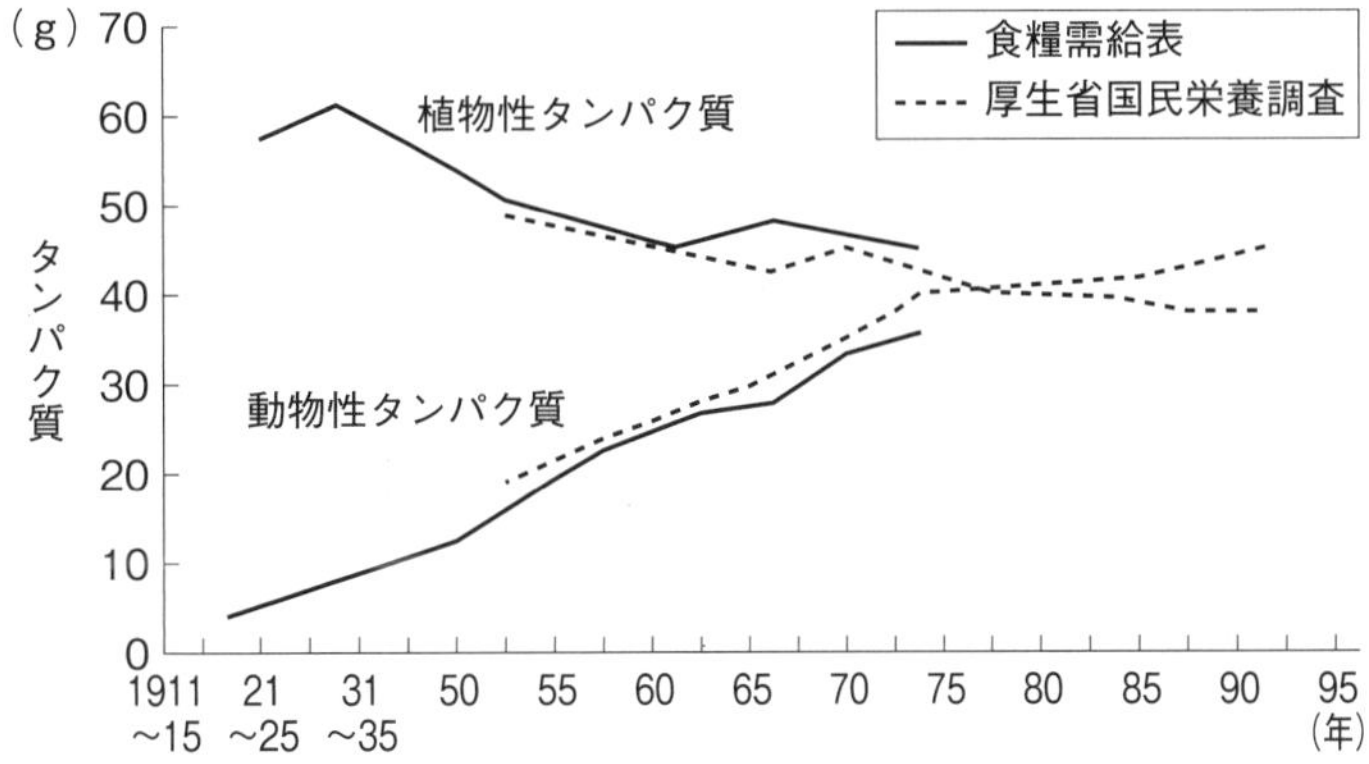

図表 10　日本人 1 人 1 日あたりの植物性タンパク質と動物性タンパク質摂取量の推移

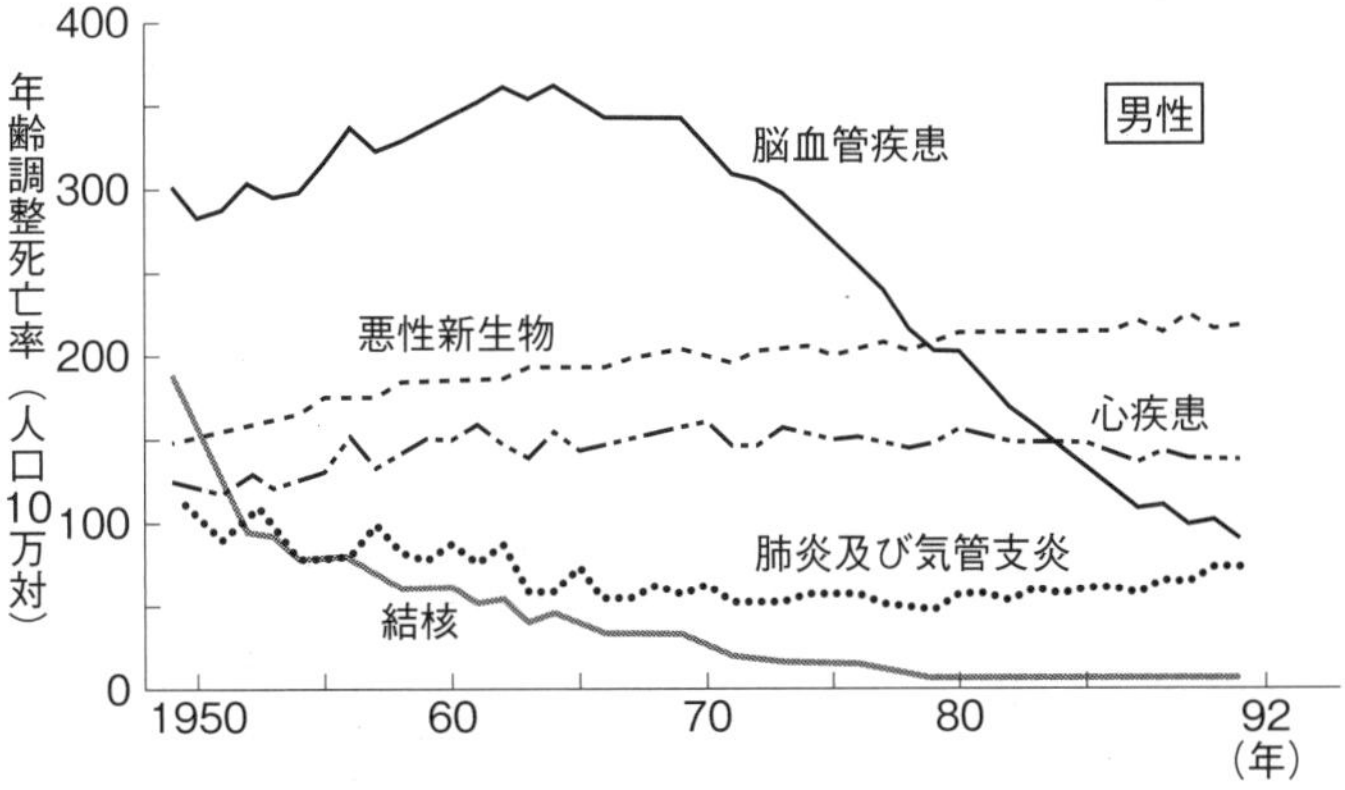

（厚生省『人口動態統計』）

図表 11　主要死因別に見た年齢調整死亡率の年次推移

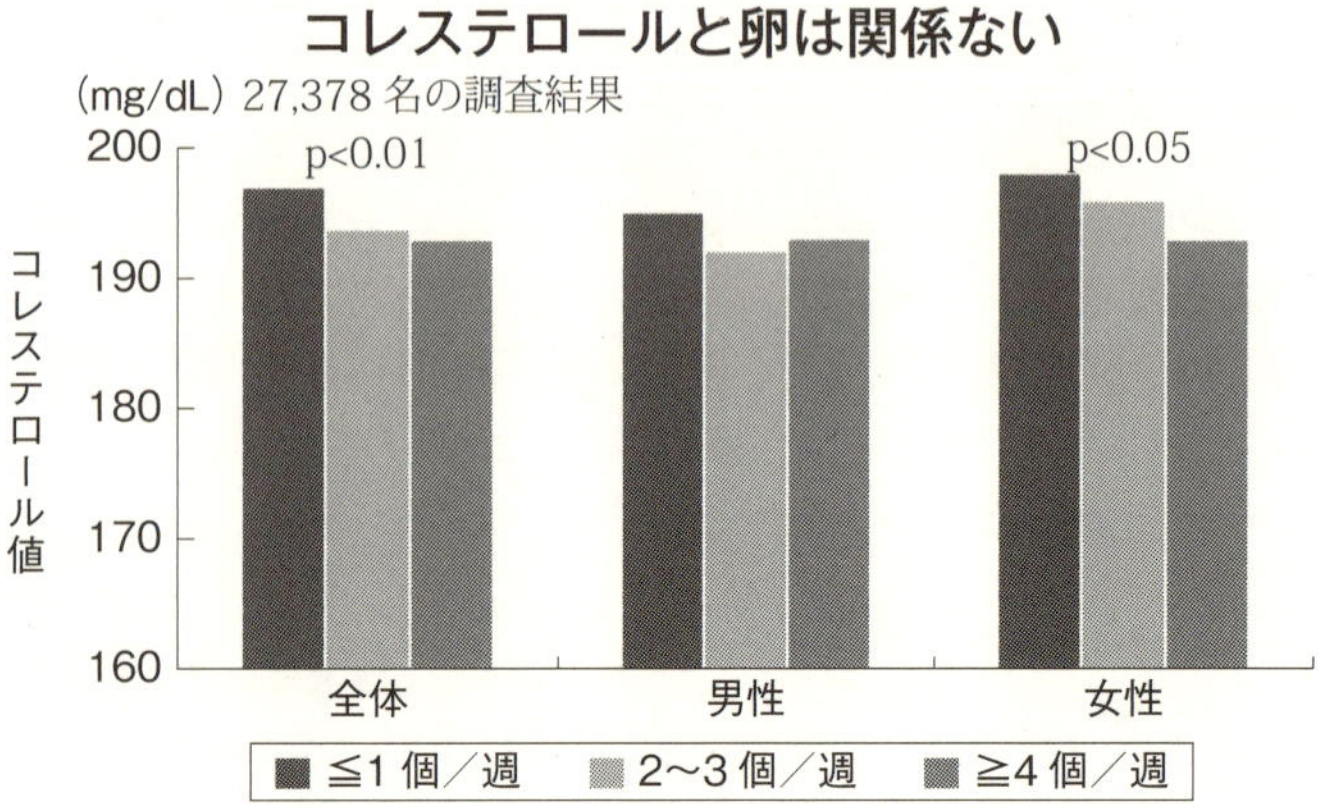

(Song WO ら (2000) Am Coll Nutr 19: 556S-562S)

図表 12　卵の摂取頻度と血清コレステロール値の関係
(US National Health & Nutrition Survey 1984 〜 1994)

ただし、このグラフは集団による比較なので、自分自身がどうかは、自分で食べてみないとわかりません。体質には個人差があるので、卵を食べるとコレステロール値が上がる人もいます。あくまでも、集団による比較では、このような結果が出ているということです。

まとめると、**動物性タンパク質の摂取と血液中のコレステロール値には、巷間《こうかん》いわれるような因果関係は見られない**ということです。

コレステロール値と食べものは関係ない

では、なぜ、コレステロールが動脈硬化の原因であるかのようにいわれ、動物性のタンパク質や脂肪の摂取をひかえるようにいわれだしたのでしょうか。

先にロシアにおける実験結果、ウサギに動物性タンパク質を与えつづけたところ、動脈硬化を起こしたという例を述べました。

じつは人間の場合でも、血管内の動脈硬化を起こした部分を調べると、コレステロールがいっぱい詰まっていることが確認できます。だから、コレステロールが悪い、植物性のタンパク質や脂肪に切り替えるべきだ、という話になったのです。

たとえば、次ページの図表13を見てください。左の部分では紅花油《べにばなゆ》などの植物性の油をとっていると、コレステロール値が下がっている一方、バターを食べていると、開始時より五〇パーセントもコレステロール値が上がっています。

いかにも一目瞭然《いちもくりょうぜん》、といった感じですが、このような結果が出るのには、**検査期間が一週間という短期間で、食べたものの調節がきかず、血液中に出てきているから**なのです。

血中コレステロール値の約四分の三は肝臓でつくられるコレステロールで、食物由来は四分の一程度を思い出してください。

だから、たとえばバターを食べている人の血中コレステロール値が五〇パーセントも増えるには、その人なりの特殊な事情があるからで、一週間程度ではまだ調節が効いていな

動物性脂肪と植物性油は長期的には同じ

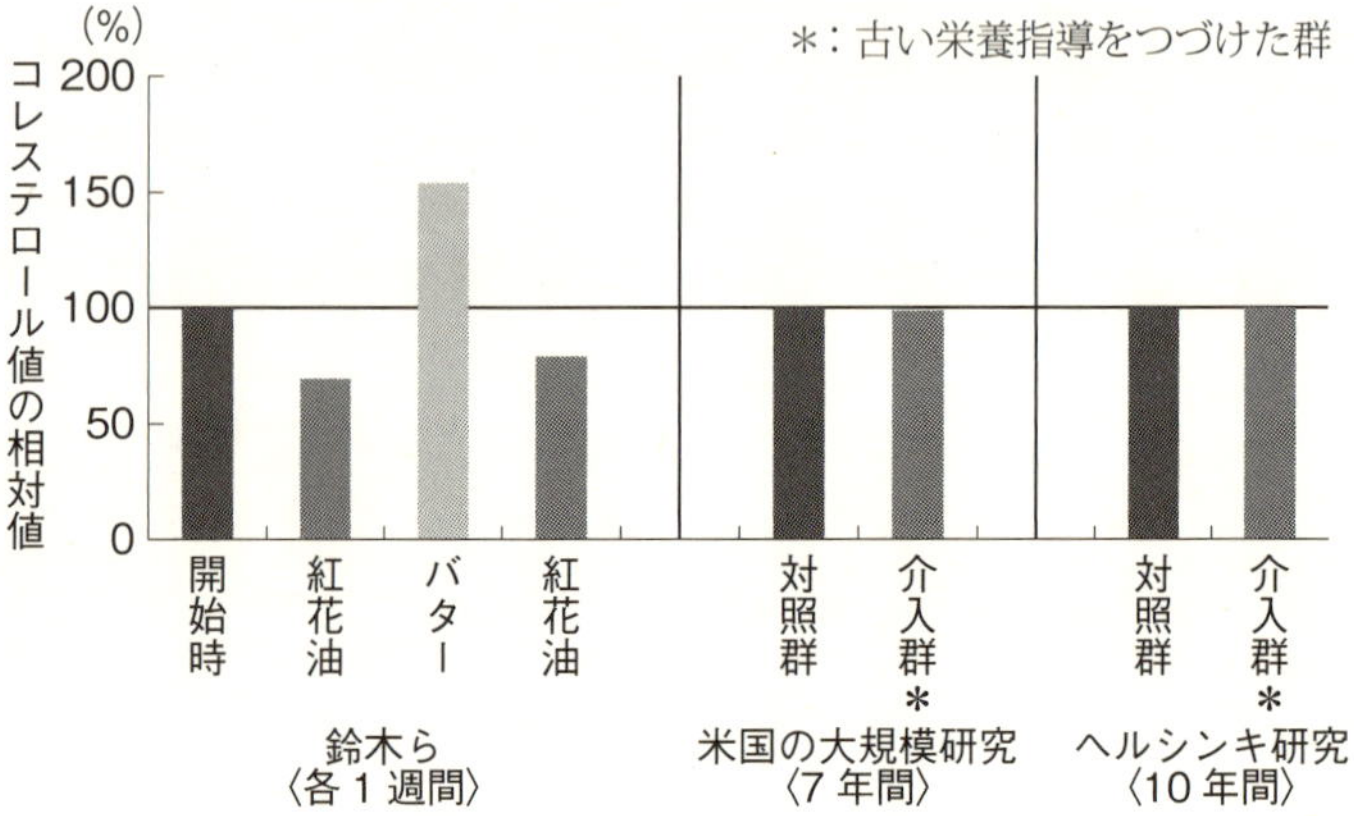

図表 13　血清コレステロール値に対する食事脂質の影響

いためなのです。

一方、その右隣の検査期間は、七年間、一〇年間と長期になっています。

「介入《かいにゅう》群」とは、動物性脂肪の摂取を減らし、植物性脂肪を増やすように指導されたグループのことです。そのように指導されても、結局のところ、コレステロール値は上がりも下がりもしなかったということを示しています。

しかも、介入群、アメリカとヘルシンキで動物性の脂肪を減らすように指導された人たちのほうが、じつは心筋梗塞も脳梗塞も増えて、死ぬ率も高くなったのです。

指導にしたがったほうに悪い結果が出てしまったわけですが、いずれにせよ、**コレステロール値は食べているものと関係がな**

いといってさしつかえないでしょう。

「酸化」こそが大敵

では、動脈硬化はどのようにして起こるのでしょうか。

簡単にいえば、**動脈硬化とはLDLコレステロールが「酸化」した結果**です。

LDLコレステロールが関与するので、これが悪玉のようにいわれるようになったのですが、そのしくみをくわしく見ていけば、誤解は自然と解けるでしょう。

酸化とは、ようするに「錆《さ》びる」ことです。

LDLコレステロールそのものは、けっして悪玉ではありません。身体に必要なビタミンEやコエンザイムQ10などを運ぶという重要な役割をになっているのです。悪いのは、錆びて使い物にならなくなった「酸化LDLコレステロール」なのです。

LDLコレステロールを錆びさせるおもな原因は、ストレスやタバコなど、それに糖質です。**糖質の摂取をひかえて、LDLコレステロールを錆びさせないようにすることが、動脈硬化の最大の予防措置**なのです。けっして、動物性タンパク質を摂取しないことではありません。

酸化したＬＤＬコレステロールは身体に有害なので、これを見つけると、マクロファージがどんどん食べてしまいます。マクロファージはウイルスや細菌を食べる白血球の仲間で、酸化ＬＤＬコレステロールも悪さをしないように食べてくれます。

酸化ＬＤＬコレステロールが大量にあれば、マクロファージは自分の身体を大きくしてまで食べつづけます。そのため、酸化ＬＤＬコレステロールを大量に含む巨大なマクロファージができてしまいます。

一方、マクロファージには、血管壁に傷を見つけると、そこにとりついて修復する役目もあります。そのとき、血管壁にプラーク（隆起した塊）が形成されるのですが、そこに酸化ＬＤＬコレステロールを大量に含んだマクロファージの死骸《しがい》が詰め込まれていると、切開して見たときに、いかにもＬＤＬコレステロールの魂があるかのように見えてしまうのです。これも誤解の一因でしょう。

血管壁の傷は、高血圧や炎症によって起こります。最近になって、血液中に血管壁を傷つける細菌がいることもわかってきました。

つまり、もとを正せば、**ＬＤＬコレステロールを酸化させたり、血管壁に傷をつけてしまったりする環境こそが問題**なのです。

血管内をパトロールしているマクロファージは、酸化もなく、血管に異常もなければ、寿命を終えて、そのまま排泄《はいせつ》されていきます。

酸化したＬＤＬコレステロールは悪玉ですが、それだけでは動脈硬化は起こりません。それを取り込んだマクロファージが、血管の傷の中に入り込むというプロセスがあって、初めて動脈硬化が成立するのです。

薬でＬＤＬコレステロールの数値を下げれば、多少は動脈硬化を防げるのかもしれませんが、酸化ＬＤＬコレステロールを下げるという意味での効果は小さいでしょう。むしろ大切な栄養の運び屋が減るマイナスのほうが心配です。

ＬＤＬコレステロールを必要以上に増やさないことも大切ですが、**酸化させないようにすること（抗酸化）がもっとも重要**なのです。

尿酸値は酸化のバロメーター

四〇代以上の男性で、よく人間ドックでひっかかるのが尿酸《にょうさん》値です。年とともに尿酸値が上がってくると、痛風《つうふう》に気をつけろとか、プリン体をひかえろとかいわれ、尿酸値を下げる薬を処方されます。

ここにも、結果ばかりを見て、その場しのぎというか、原因をないがしろにする傾向が垣間《かいま》見られます。

血液の中の**尿酸は、ＬＤＬコレステロールの酸化を防ぐ役割**を果たしています。年々尿酸値が上がってきているということは、それだけ酸化度が上がってきているということにほかならないのです。

身体が抗酸化のために尿酸を量産しているのに、それをわざわざ薬で減らしてどうしようというのでしょうか。

また、**尿酸の材料となるプリン体も、ＤＮＡの生成に欠かせない物質**です。

気をつけるべきは、ＬＤＬコレステロールの酸化が進んでいることのほうなのです。ＬＤＬコレステロールの酸化を防止すれば、尿酸値は自然と適切な数値におさまってきます。

筋肉・骨の変化

筋力低下はビタミンＤ不足

います。日本語に訳すと「運動器症候群」、つまり**運動機能の低下のことで、それが「寝たきり」の原因になっている**というのです。

これは、介護費を減らすため、厚労省がメタボリックシンドロームの次に懸命に取り組んでいる課題です。

ロコモティブオーガン＝運動器とは、骨・関節・じん帯、脊椎《せきつい》・脊髄《せきずい》、筋肉・腱《けん》、末梢《まっしょう》神経など、身体を支え（支持）、動かす（運動・移動）役割をする器官の総称です。

これらの機能を落とさないようにするには、四〇代くらいから対策をしていくことが重要だといわれています。

筋力の低下については、もちろん筋肉量が減ったことの影響とも考えられますが、そのほかにも**ビタミンDが不足している**ということもあります。筋肉にとって非常に大事な役割をしているのがビタミンDです。

ビタミンDはカルシウムやリンの吸収をよくして、骨や歯に供給する役目を果たしているものです。ビタミンDを含む食品としては、魚類（とくに魚卵や干物など）のほか、乾燥したきくらげや干し椎茸《しいたけ》などがあげられます。

筋肉細胞には活性型ビタミンD_3のレセプター（受容体）があり、ビタミンDが足りなくなると、速く動く力、たとえば転びそうになってぐっと踏ん張るときに働く速筋《そっきん》（Ⅱ型筋繊維）が萎縮《いしゅく》して細くなってきます。

だから、ちょっとした段差でも転んでしまったりするようになるのです。

ビタミンD補給には日光浴

ロコモ症候群にともなって、最近、ビタミンDのサプリメントが注目されていますが、**ビタミンDの補給にもっとも有効なのは、日光浴**です。紫外線を浴びることが必要なので、できるだけ直射日光が好ましい。

室内からガラス越しに浴びてもあまり効果はありませんから、なるべく外に出て日光浴をしていただきたい。**外に出ても、日焼け止めクリームを塗ってしまったのでは意味がありません。**

浴びる時間については、学者によってまちまちで、二〇分でいいという人もいますが、買い物程度で外を歩いている人たちを測定しても、ビタミンDの値はあまり高くなっていません。

ビタミンDは骨の成長に必要で、不足すると「くる病」になるということはよく知られています。

最近の問題は、女性が「美白」を求めて、強力な日焼け止めや日傘をさしたりと、日光を避ける傾向がかなり強くなっていることです。

妊娠中も日光を浴びないようにしていますし、生まれた子どもも外で遊ばせなかったり、乳幼児用の日焼け止めを使ったりする人もいます。そのため、**筋力が弱く、骨折しやすいなど、子どもに「プチくる病」が増えている**のです。

ロコモ予防はしたほうがいい、でもシミはつくりたくない、というなら、ビタミンＤのサプリメントをとる必要があります。**ビタミンＤのサプリはそれほど高価ではないわりに、効果はかなりあります。**

ビタミンＤの摂取は食物からだけではとうてい追いつかないので、あまり日光に当たらなくなったいまの人は、ほとんどが不足がちでしょう。

ビタミンＤ欠乏《けつぼう》の自覚症状としては、骨より先に、花粉症などのアレルギー疾患として出てくることがあります。とくに、**大人になってから花粉症になる人は、ビタミンＤの欠乏が関係しているケースが多い**のです。

私自身、子どものころはひどいアレルギー体質で、アトピー性皮膚炎《ひふえん》や花粉症に悩まされていました。当時は「花粉症」という言葉もなく、「春季カタル」といって、春になると目や鼻がグジュグジュしていたものです。毎年、治療していても、いっこうによくなりません。

大人になってから、**栄養療法のサプリも援用してビタミンDの摂取量を上げたところ、花粉症もアトピーもすっかりよくなりました。**

食品からのビタミンD過剰摂取はまずありえませんが、サプリの場合、とりすぎによる弊害《へいがい》（高カルシウム血症などの原因）もあります。必ず病院で血液検査してもらい、医師の指導によって服用するのが安全です。

紫外線が免疫《めんえき》力をアップする

ビタミンDと紫外線、免疫《めんえき》との相関関係がわかったのは、アメリカにおける黒人の結核罹患率《りかん》からでした。

アメリカで結核にかかるのは、圧倒的に黒人が多いのです。しかも、黒人が結核にかかると、重症化する傾向が強いことから、その理由を探る研究がはじまりました。

当初は、黒人の生活レベルが低く、栄養状態が悪いからだろうと推測されていました。

ところが、ハイソサエティの黒人も同じような率で結核にかかり、なかなか快癒《かいゆ》しません。そこで、人種に関係しているのではないかと考えられたのです。

黒人はもともとアフリカ大陸の紫外線が強い地域で、裸に近いかっこうで生活していました。だから、そういう環境で生活できるような遺伝子を持っています。

その人たちが、北米で洋服を着て生活するようになったことから、**日光から得られるビタミンDの濃度が極端に低くなってしまった**のです。

彼らは紫外線を通しやすい白人の肌と違って、もともとガードが固くできています。その分、よけいに時間をかけて紫外線に当たる必要があったのですが、服を着て室内で暮らすことが多くなってしまったために、**免疫力がおとろえているのではないか、**と考えられました。

赤道直下で普通に生活しているアフリカ原住民と、北米で文明人として暮らすようになった黒人とのビタミンDの量を比較したところ、現地人のほうが圧倒的に多いこともわかりました。

そんなことから、ビタミンDが免疫や筋力と深く関係していることが明らかになってきたのです。

人類はアフリカ大陸に誕生し、そこから地球上に広がっていったといわれます。紫外線が弱くなる北方に行くほど、肌の色が白くなっていったのは、できるだけ多くの紫外線を吸収して、免疫力を強くしたかったからではないでしょうか。

また、北欧に行くにしたがって、乳製品の摂取量が増えますが、これはおそらくビタミンDをとろうとしているのです。乳製品にはビタミンDが多いのです。

人類の歴史の進展につれ、洋服を着て美白を追求するようになったことから、現代人はビタミンD不足になってしまったのかもしれません。

とくに**女性はビタミンDが不足しがちだと、風邪《かぜ》をひきやすい**。あるいは、子宮内膜症《ないまく》にかかりやすいなど、いわゆる**婦人科系の疾患も目立ちます**。不妊の女性には、ビタミンDが極端に不足している人が多いものです。

ビタミンDの受容体は、卵巣《らんそう》、卵管、子宮内膜など婦人科系の器官に多く見られます。そのほかでは、腸管、脳の脳下垂体《のうかすいたい》、視床下部《ししょうかぶ》などがあります。とくに腸管は、アレルギーとも関係してくる器官です。

昨今は、異性や恋愛に淡白《たんぱく》な「草食男子」なるものが増えてきていますが、これもビタミンD不足が影響しているのかもしれません。本来、男性の役目は、野原を走りまわって狩りをすることでした。デスクワークが増えたいまは、屋内で多くの時間を過ごす男性が大半です。

私は診察の際、たくさんの方々の血中ビタミンD濃度を測っていますが、いまでも漁師や釣り人には、しっかりした濃度を持っている人が多いといえます。

やはり**紫外線に当たることが人には必要**なのです。

もちろん、紫外線を浴びすぎると、皮膚がんになる確率が上がる、ということはありません。

けれども、**がんを引き起こす大きな要因は、**後述するように**身体の「酸化」で、抗酸化力が強い人は紫外線を浴びてもがんになりにくい**のです。黒人に目立って皮膚がんが多いかといえば、そんなことはありません。

皮膚がんにかかるのは、圧倒的に白人が多いものです。とくにオーストラリアに移住した白人は、北米で暮らすようになった黒人と逆の立場になります。オーストラリアでは、とくに子どもを中心に、皮膚がんの予防がさかんに提唱されています。

湿度が高い日本の紫外線量では、よほど極端に日焼けでもしないかぎり、あまり気にする必要はないでしょう。

屋外で働く人でなければ、いまの私たちの生活スタイルは、外に出る機会が非常に少なくなっています。ビタミンDと免疫力に関するかぎり、**意識的に外に出るように努めるべきです。**

文献には一日二〇分、直射日光に当たれば十分合成されると書かれていますが、実際にそれくらい浴びている人たちのビタミンDを測っても、ほとんど高くなっていません。人間にとっての必要量は、本来、赤道直下で生活している人たちの濃度を標準に考えるべきでしょう。

日焼けしないと身体能力も低下

図表14からもわかるとおり、**ビタミンDの濃度が**三〇（ng／ml）以上の人たちと比べると、**一〇未満の人たちは、二・二一倍も身体能力が低下**しています。

一〇〜二〇でも二倍程度になっていますが、日本人の血中ビタミンD濃度の平均は、若い人も含め、一〇〜二〇程度です。若い女性にかぎれば、もっとずっと低い。これは、美白ブームの影響かもしれません。

日本人には、北欧人のようにこぞって日光浴をするという習慣はありません。たまに外に出ても、長袖にUVカットのクリーム。なかには、真夏に二の腕まであるアームカバーをしている女性までいます。

北欧では、冬場にうつ病になる人が多いといわれています。これも、日照時間が極端に短くなることと関係があるかもしれません。日本でも冬季うつは指摘されています。

ビタミンDが足りないと身体能力も下がる

血中ビタミンD濃度 (ng/ml)	症例数	身体能力低下オッズ比
10未満	89	2.21
10～20未満	347	2.01
20～30未満	348	1.56
30以上	195	1.0

（2007　オランダＵＶ大学医療センター　Wicherts. Sら）

図表14　身体能力とビタミンD

ひきこもりがちなうつ病の人を、外に連れ出すようにすると快方に向かう、という研究報告もあります。

骨粗鬆症《こつそしょう》の増加

年とともに、男女とも骨量が減少してきます。とくに女性で、閉経後に急激に骨の量が減ってくるのは、エストロゲンという女性ホルモンの分泌量が低下することと関係しています。

骨量が減って中がスカスカになれば、当然、もろくなり、骨折しやすくなります。これが骨粗鬆症《こつそしょう》で、ロコモ症候群とも関連してきます。

対策としては、**骨の材料となる栄養、コ**

ラーゲンやカルシウムなどを多く摂取することはいうまでもありませんが、ほかに**タンパク質、鉄、ビタミンCも重要**です。

日光浴とビタミンDの補充とともに、女性の場合、ホルモンの低下を補うため、**大豆イソフラボンの摂取も効果的**です。

最近、整形外科で注目されているのは、骨量は足りているにもかかわらず、骨折しやすい人が多くなっていることだと聞きます。骨の弾性（しなやかさ）が低下して、わずかな外力にも耐えきれずに折れてしまうようです。

そして、どうやらそこには糖質のとりすぎが関係しているのではないかともいわれています。

糖質については後述しますが、一般に糖というと、どうしても甘いものばかりを想像しがちです。しかし、**ご飯もパンも麺《めん》類もみな、主成分は糖質（炭水化物）である**ことに注意してください。

脳の変化

脳には可塑《かそ》性がある

じつは、脳の老化というものは、意外に少ないものです。

神経細胞の数は減っていきますが、それは生まれて以降、ずっと減少しつづけています。途中まで増えていって、三〇代や四〇代から減っていくわけではないので、それを老化とはいいがたいのです。

脳の老化が少ないのは、脳独特の性質である**「可塑《かそ》性」**に由来します。

昔は、脳の機能は一度落ちたら戻らないと考えられていました。しかし、いまでは、重症の脳梗塞《のうこうそく》で、**そこの神経細胞が死んでしまっても、リハビリしだいではかなりもとどりの機能を手に入れることができます。**それが可塑性という概念です。ダメになった部分の機能をほかの部分が働いて補うのです。

神経細胞はとても複雑な形をしていて、無数に枝分かれしています。その枝が新しい芽を出し、手の数を増やしたり、長さを伸ばしたりして、どんどん伸展していく。これを「シナプス発芽」といいます。

まるでインターネットのように、脳の機能は、脳神経細胞同士のネットワークによって形成されています。使われていない回路を利用するとか、神経繊維が新しく出てきて手を伸ばすとかして、ネットワークをつくっていけば、失われた機能を取り戻すことができるのです。

ここで注目されるのが、魚の油に多く含まれる**ＥＰＡ（エイコサペンタエン酸）やＤＨＡ（ドコサヘキサエン酸）で、脳の可塑性を促進させる働きを持っている**のです。

ほかの要素も関係してきますが、これらによって神経細胞が刺激され、活発化することが、可塑性の大きな要因と考えられています。

加えて、**老化の防止には、感動や感情の変化などの精神的刺激、運動などによる身体的な刺激が重要**になってきます。

いま、運動による刺激の一つとして、リハビリの分野が急速に発達しています。筋肉を細かく動かしたり、手を使う作業をしたりすると、筋肉を動かす刺激が脳にフィードバックしていくのです。

とくに身体機能が低下した人に対し、できるだけ早期に運動的な刺激を与えることで、機能回復の効果をあげています。

糖尿病の人のうつ発症率は三倍

糖尿病がある人のうつの発症率は三一パーセントにもおよびます。糖尿病のない人の場合は一一パーセントですから、三倍近い発症率となっています。

糖尿病も含め、**血糖値が乱高下して正常にコントロールできなくなっている状態を「ディスグライセミア（低血糖症）」といいます。**

これが精神症状の主たる原因になっているとして、**欧米では精神医学の分野でも、糖質の過剰摂取に警告が発せられています**（イギリスの栄養学者パトリック・ホルフォードなど）。

よく頭が疲れたときに、甘いものを食べたり飲んだりすると疲れがとれる、といわれます。たしかにそのときは少しとれますが、あとでまた疲れると、そこでまたも甘いものをとってしまいます。

こういうことをくり返しているうちに、**中毒症状におちいって、糖分を頻繁《ひんぱん》にとらないと脳の機能が維持できなくなってきます。**

結果、過剰摂取によって、糖尿病からうつという弊害を引き起こしかねないのです。

女性は七〇代までうつ増加

女性の場合、閉経前後のエストロゲン（女性ホルモン）の減少にともなって、骨粗鬆症の問題が起こってきます。

また、イライラすることが増えたり、いままで楽しかったことに興味がわかなくなったり、うつの症状や、さまざまな精神的変化が起こってくることが知られています。いわゆる不定愁訴《しゅうそ》といわれるものです。

うつの発症については、男性より女性のほうが約二倍もかかりやすくなっていますし、一生涯の統計で見ても、女性は八人から一〇人に一人の割合で、うつを経験しています。

男性のうつ発症率は四〇代くらいがピークで、その後は低下していきます。

ところが、女性の場合、五〇代あたりで少し下がるものの、基本的には七〇代まで増加の傾向を示しています。私のクリニックにも高齢の方は結構来ています。

加齢につれてそれだけ女性にうつが多くなる理由については、じつは正確なことはよくわかっていません。

エストロゲンの減少が影響するのは、いわゆる更年期《こうねん》、せいぜい五〇代くらいまでなので、脳内の神経伝達物質であるセロトニンやノルアドレナリンの代謝が抑えられるのが原因ではないかとも指摘されています。

六〇～七〇代でも女性が悩みがちなのは、もしかしたら〝定年後の夫ストレス〟が関係しているのかもしれません。

細胞の変化

酸化で細胞の機能が低下

細胞そのものは、年をとっても変わることはありません。細胞は日々、スクラップ・アンド・ビルドされて生まれ変わっているからです。

しかし、**四〇代からは、身体の中の酸化度（酸化ストレス）が高まってきます。**酸化が進むことにより、若い人と変わらないはずの細胞にも、いろいろな影響が出てきます。**それが、機能低下となってあらわれてくる**のです。

酸化ストレスを高めるものとして、喫煙、精神的ストレス、薬剤服用、それに過激な運

動などが指摘されています。

酸化というものはつねに身体の中で起こっていて、酸素を消費するときには必ず酸化が生じます。私たちは酸素を消費しながら生きているので、生きているかぎり、酸化が進むのは仕方のないことです。

身体の中のホルモンや酵素《こうそ》が酸化すれば、それらの機能は低下し、やがては消失してしまいます。いい換えれば、**もともと持っている機能をなくしたり、落としたりするのが酸化**ということです。

その**酸化をさらにひどくさせるのが、喫煙や悪《あ》しき生活習慣などの酸化ストレス**ということです。

タバコを吸い、薬剤を大量に服用して、酸化ストレスが強くかかっている女性は、たとえ採血では女性ホルモンが多く測定されたとしても、実際に機能している分は少ししかありません。いくらエストロゲンの量がたくさんあっても、機能していなければ意味がありません。

したがって、酸化防止のためには、まずもって、酸化を促進する酸化ストレスと縁を絶っていくことが課題となります。そのうえで、酸化防止につながる食材や、必要に応じてサプリをとることも効果的です。

そこで、身体の機能を落とすのが酸化であり、酸化こそ老化にほかならない、だから老化防止には抗酸化物質が必要だ、として、さかんに喧伝《けんでん》されている栄養素があります。コエンザイムQ10、レスベラトロール、ビタミンE、ビタミンC、ポリフェノールなどは、みな酸化を防ぐ物質です。

たしかに、そういうものを多くとっておいたほうが、酸化を防ぐことはできるでしょう。しかし、それだけで老化を予防することはできません。

もう一つの重要な要素として、**「糖化」**の問題があるからです。

「糖化」は酸化を促進する

糖というのは、**もともと体内にあるタンパク質にとりつく性質を持っています。これを「糖化」といいます。**もともと持っているものの機能を落としてしまうところが、酸化とよく似ています。

酸化が「錆《さ》び」なら、糖化は「焦《こ》げ」だといわれます。ご飯を炊《た》いたときにできる茶色い部分、あれが糖化です。当然、糖化も私たちの身体にとっては、老化の一因となるし、いまはこの問題がもっとも深刻かもしれません。

糖化がより厄介《やっかい》なのは、**糖化がある程度進むと、「AGE（終末糖化産物）」という物質に転換してしまう**ことです。

初期反応の段階では、なにかのタンパク質と結合しても離れることができますが、それが長いあいだに一体化してAGEになってしまいます。これは、**いわば劣化《れっか》したタンパク質に変化してしまった状態で、もはやもとに戻すことはできなくなります。**

しかも、AGEになると、今度は**「フリーラジカル」という酸化を促進する有害物質を放出しはじめる**のです。そのため、糖化が「糖毒性」と表現されることもあるほどです。

だからこそ、老化を予防し健康で長生きするには、糖化を防ぐことがとても大事になってくるのです。

糖化予防の秘訣は糖質制限

糖化を防ぐには、糖質の摂取を制限して、糖濃度を上げないようにするほかありません。糖の濃度が上がれば、必ず糖化が進みます。これは防ぎようがないので、もとを断つしか方法がないのです。

いい換えれば、**糖からエネルギーをとらないようにすること。これができれば、糖化を**

かぎりなく抑制できます。

栄養学では糖質、脂質、タンパク質を「三大栄養素」といいますが、この意味を勘違いしないでください。これは「とらなければいけない栄養素が三つ」という意味ではなく、「エネルギーに換わることができる栄養素が三つ」という意味なのです。

その証拠に、脂質には「必須脂肪酸《ひっすしぼうさん》」、タンパク質のもとになるアミノ酸にも「必須アミノ酸」がありますが、糖質には「必須糖質」というものはありません。

栄養学で「必須」とつくものは、それが欠乏すれば、身体の組織を構成できなくなり、病気になって死んでしまうというものです。しかし、糖質にはそのような必要不可欠のものはありません。

このことからも、**糖質は必ず摂取しなければならない栄養素ではない**ことがわかるでしょう。

なにかの政治的配慮でも働いているのか、厚生労働省は「六〇パーセントのエネルギーを糖質から摂取すべき」といっていますが、栄養学的にはなんの根拠もありません。糖化の弊害を考慮すれば、明らかに間違いなのです。

通常の食事をしていれば、糖質の摂取をゼロにすることは不可能です。そして、糖質をとり血糖値が上昇すれば糖化の問題がついてまわります。

そこを考えれば、**四〇代からは、糖質をできるだけ減らす努力をする**ことが賢明でしょう。

メタボ健診の「血糖検査」の欄に、「ヘモグロビンA1c」という項目があります。糖尿病の人もこれを測定しますが、これは、ヘモグロビンというタンパク質に糖がとりついているものの割合を示しています。

パーセントであらわされますが、それがたとえば「10」となっていたとすると、「ヘモグロビンの一〇パーセントで糖化が進み、酸素を運べなくなっている」という意味なのです。

ようするに、**糖の毒によって、身体の各部に必要な酸素を運ぶヘモグロビンが、一割も働けなくなっている**、ということなのです。

糖尿病の人が多血《たけつ》傾向になって血液がドロドロになるのは、このようにヘモグロビンの数はたくさんあるのに、機能を失って酸素を運べなくなっているからです。

そこで、身体がもっとヘモグロビンをつくって酸素を運ばなければと判断して、ヘモグロビンをつくりつづけた結果、血管内で血液がどんどん増えてしまった状態なのです。

高齢になったらできるだけ糖質の摂取をひかえることが、糖尿病はもとより、老化全般の防止と長生きにつながるのです。

第3章のまとめ

◎40代からの身体の変化

・「異化＞同化」になり、身体の機能が低下しがち

・「インスリン抵抗性」が亢進して、血糖値が下がりにくくなる

・内臓脂肪が増加しがち。急増する「脂肪肝」はアルコールや糖質の過剰摂取が原因

・「酸化」と「糖化」が老化を進める

◎40代以上の半数がピロリ菌感染者。「胃が弱くなった」のはピロリ菌のしわざ

◎胃の殺菌力が低下すると、栄養の吸収がわるくなる。Ｈ２ブロッカー系の強い胃腸薬には要注意

◎年齢とともに腸内細菌バランスが悪化するので、善玉菌のえさとなる食物繊維をとる

◎腸内環境の悪化は肝臓にも悪影響をおよぼす

◎「動物性タンパク質はコレステロール値を上げる」は間違い。肉はどんどん食べるべし

◎筋力低下の原因はビタミンＤ不足。免疫力の低下も引き起こす。補給には日光浴、サプリが効果的

◎ＥＰＡ、ＤＨＡは脳の可塑性を促進させる

◎「糖化」は体内タンパク質を劣化させ、「酸化」を促進させる。「酸化」は身体の機能を落とす。40代からは抗酸化を心がけ、糖質をできるだけ減らす

第4章

とりたい栄養・絶対避けたい栄養

なぜ身体の機能が落ちるのか

私たちの身体の機能が落ちる要因の一つは「異化・同化の逆転現象」です。

二〇代までは、身体や機能などを高めていく時期であり、異化より同化のほうが圧倒的に優位です。三〇代はその貯金を使っているので、とくに努力しなくても身体は維持できました。

ところが、四〇代から機能を維持するのが困難になってきます。まして向上させようとしたら、かなりの努力や工夫が必要となります。

機能低下の**もう一つの要因は「老化」**です。**これには酸化が深く関係**しています。

アンチエイジング（抗加齢）に関する学会でも、抗酸化アプローチとして、古くはビタミンCやビタミンE、その後もさまざまな栄養素や物質が注目されて、くり返し話題になってきました。

そこで、この章では、私たちの身体機能を低下させるものに対抗するために必要な栄養の働きについて、考えていくことにしましょう。

代謝回転を維持する

すでに述べたように、生命の根源は、「ホメオスタシス（生体恒常性）」が働いていることにあります。草木であれ、動物であれ、あるいは人間であれ、生きているかぎり、いつでも自分の身体をよくしよう、いい状態に持っていこうとする機能、つまりホメオスタシスが働いています。

動的平衡《へいこう》の概念の説明によく使われるのが、大河のたとえです。大きな河はいつも同じように見えますが、目の前を流れている水は、いっときとして同じものではありません。

私たちの身体にも同じことがいえます。人間の身体が三〇分や一時間で変わるはずがないと思うかもしれません。ですが、たった数十分前に食べたものから、体内で二酸化炭素がつくられ、呼気として排出されてくるのです。

それくらいダイナミックに入れ替えをおこないつつ、いい状態を維持しようとしています。それが生きているということなのです。

その入れ替えで**とくに大事なのが、タンパク質の代謝《たいしゃ》**です。なぜなら、**私たちの身体は、基本的にタンパク質で構成されているから**です。

身体に必要なタンパク質をとる

栄養療法をはじめると、髪の毛の質がよくなってきたり、爪がきれいになってきたりするので、その効果は自分でも確認できます。概略はすでにお伝えしましたが、もう少しくわしく見ていきましょう。

私たちが食べた肉、魚、豆、卵などに入っているタンパク質は、口の中で咀嚼《そしゃく》され、胃で攪拌《かくはん》され、タンパク分解酵素《こうそ》によって消化されます。

さらに、小腸でさまざまな消化酵素によって、ほとんどがアミノ酸という低分子レベルにまで分解されます。ここまでくると、もともとの性質はほとんどなくなっています。だから、**植物性タンパク質のほうが動物性タンパク質よりヘルシーだなどという話は、基本的に成り立ちません。**

科学的には、**「身体にはどのようなアミノ酸が必要か。それをどのように摂取するか」**という観点からの議論でなければ意味がないのです。

たとえば、小腸でアミノ酸までの分解がうまくいかない人が肉を食べると、おなかが張ります。すると、もう食べたくないという気になり、結果的に、タンパク質の不足を招くことになります。それではホメオスタシスに支障をきたしてしまう。

そこで、まずは、おなかの働きをよくすることが大事になり、そのためにはなにをすべきか、ということがテーマになるのです。

タンパク質は、消化されてアミノ酸に分解されたあと、ほとんどが小腸から吸収されます。ここからが本当の意味での体内での活動です。

小腸で吸収されたアミノ酸は、いったん肝臓に集められます。そこでかなりの部分が再合成されます。アミノ酸がそのままの形で使われるのではなく、肝臓でさらに必要とされるアミノ酸につくり替えられるのです。

つまり、**身体に必要なアミノ酸は食材からとるが、それでも足りないものは、別のアミノ酸を材料にして自らつくり出す**のです。

肝臓から、栄養を必要とする各部の組織までは、血流によって運搬されます。

その際、タンパク質に合成されたうえで運ばれるものもあれば、アミノ酸のまま運ばれ、組織に着いてから、そこで必要なタンパク質につくり替えられるものもある。

つくり替えられたものが、一定の務めを果たし終えると、壊されて、またアミノ酸の形に分解されます。

壊されたもののかなりの部分は再利用できますが、体内では再合成できないアミノ酸があります。それが「必須《ひっす》アミノ酸」といわれるもので、二〇種のアミノ酸のうち九種は、つねに食材から新たに補給していかなければなりません。

廃材からまだ使えるものを取り出して再利用したり、新たに購入した素材を、必要な形に加工して組み合わせたり、あたかも大工さんが一軒の家を建てていくように、小さなものから大きくつくっていくのです。一つのタンパク質は、一〇〇～一〇〇〇種類ものアミノ酸が結びついてつくられています。

そのため、ホメオスタシスを維持《いじ》するには、とても大きなエネルギーが必要となります。カロリー（エネルギー量）が十分に供給されなければ、代謝回転の過程はうまく作動しません。

そのことを考えれば、「カロリー制限」などとカロリーを悪者扱いしていることがいかに不合理かが理解できるでしょう。

身体を構成しているのは、基本的に動物性タンパク質です。消化・吸収されてアミノ酸になればみな同じにはなりますが、じつは**動物性タンパク質を形成しているアミノ酸組成《そせい》（組み合わされたアミノ酸の数）のほうが人間の組織に近く、扱いやすくなります。**エネルギーの消費も少なく、各過程での臓器にかかる負担も軽減されます。

したがって、**私たちの組成に近い動物性タンパク質、肉類や魚類を摂取するほうが、ず**

っと効率的となるのです。

ちなみに、**必要なタンパク質の量は、体重一キログラムあたり一～一・五グラム**です。体重が五〇キログラムなら、五〇～七五グラムということになりますが、これを通常の食事からすべてとることはかなり大変です。

牛肉一〇〇グラムには約二〇グラムのタンパク質が含まれていますが、そのうち吸収されるのは八グラム程度しかありません。また、タンパク質を一度に消化吸収できる量は限られているので、**分割してとる必要があります。**

栄養は調理法によっても吸収率が変わります。「栄養摂取の基本はまず食事から」が大原則ですが、サプリを上手に利用することも必要でしょう。

ストレス、タバコ、過度な運動は酸化のもと

機能を下げるもう一つの要因「酸化」とは、身体が錆《さ》びること。鉄も錆びれば、折れやすくなって、本来の機能を失っていきます。同様に、人の身体もしなやかさがなくなり、固くなって、壊れやすくなります。

身体の酸化のわかりやすい症状は、肌にできるシミです。**加齢とともに顔にシミが出て**

くるのは、酸化が進んでいる証拠といえるのです。

前述したように、本来の性質や機能をうばう酸化をさらに促進させている生活習慣が、ストレス、タバコ、過度の日焼け。それに、意外に思われるかもしれませんが、運動にも注意が必要です。

疲れやすくなったのは運動不足が原因だろうと思い、ジムなどに通って激しい運動をすると、その直後は爽快《そうかい》な感じがします。ところが、それをくり返しているうちに、よけいに疲れやすくなるという悪循環におちいることがあるのです。

基本的に、**どんな運動もエネルギーを使うかぎり、身体を酸化させます。**酸素を補給しながらの有酸素運動や適度な刺激であれば、酸化を防ぐものが働いて、バランスがとれた状態をつくることもあります。

しかし、**日常の動作に支障が出るほどの筋肉痛が起こるとか、翌日にも疲れが残っている、急激な痩《や》せ方をするといった運動は、避けたほうが賢明**です。

スポーツ選手の場合、パフォーマンスを得るために、激しい練習をしなければなりません。ところが、せっかくの練習も、しすぎることで故障するケースがとても多いのです。これは、酷使《こくし》した身体の修復に間に合うだけの栄養が不足しているからでしょう。

スポーツ選手が栄養療法を取り入れると、目に見えてケガや故障が減ります。この方法で再生した選手はたくさんいます。

ＬＤＬコレステロールを酸化させない

私たちの身体の中ではいろいろな物質が酸化されますが、とくに注意が必要なのは、ＬＤＬコレステロールの酸化です。

「悪玉」といわれるＬＤＬコレステロールですが、それ自体は重要な役目を持っています。悪玉なのは錆びついた「酸化ＬＤＬコレステロール」であることは、すでに述べました。

ＬＤＬコレステロールが酸化すると、ビタミンＥやビタミンＡ、コエンザイムＱ10などを必要とする各組織に運べなくなり、それがさらに老化を促進させてしまう。「酸化」は、そうした悪循環をつくる代表的な現象なのです。

したがって、**これからは抗酸化物質を含む栄養素、あるいは体内でそれを合成するために必要となる物質の摂取が重要**になってきます。抗酸化の栄養素については後述します。

糖化を進める甘い果物に要注意

酸化には糖化の問題も関係してきます。血液や組織液中の糖と結びつくタンパク質には濃度依存性があります。つまり、糖の濃度が低ければ結合するタンパク質も少なく、濃度が高ければ結合するタンパク質も増えるのです。だから**血糖値が高いと糖化がより進む**のです。

糖と結合したタンパク質は劣化《れっか》して、もとの機能がなくなるので、結果的には酸化したのと同じ状態になります。

そのうえ、**糖化が進むとAGE（終末糖化産物）になり、それが有害物質フリーラジカルを発生させ、酸化を促進させる**のです。

果物の甘味、果糖《かとう》に関して、以前は、基本的に血糖値は上げないので心配はないといわれていました。

ところが、いくらブドウ糖や砂糖をひかえても、アメリカでの肥満の問題は解決しませんでした。そこで、果糖も関係しているのではないかといわれるようになり、**研究の結果、果糖はブドウ糖以上に糖化を促進し、さらに脂肪《しぼう》を合成する**ことが判明したのです。

また、通常とは異なる経路で尿酸《にょうさん》がつくられるしくみも明らかになり、尿酸が増えることによる痛風《つうふう》の点からもあまりよくないことがわかってきています。

いくらシュガーカット飲料でも、その中に果糖が入っていれば、脂肪合成が促進されてしまいます。ダイエットどころではありません。

また**日本産の果物は、**全体に甘すぎる、つまり**糖度が高い傾向があるので要注意**でしょう。

たとえば、バナナなどを食べると血糖値がはね上がります。それは、バナナにブドウ糖由来の糖が入っているからで、この点でも、「果物の甘さは果糖だから安心」とはいえません。

血糖値が気になる人は、バナナを頻繁《ひんぱん》に食べるのをひかえたほうがいいでしょう。

必要なカロリーはきちんととる

四〇代からの栄養では、まず、**必要なカロリーを維持する**ことが基本となります。カロリー不足で代謝回転（ターンオーバー）の速度が遅くなれば、老化が早くなってしまいます。

カロリーを制限したことで、タンパク質の代謝における同化より異化のほうがはるかに優位になれば、ますます老化が進んでしまいます。

また、カロリーを燃焼させるために懸命に運動に励むあまり、かえって酸化を促進させてしまうという負の側面にも要注意です。

カロリー不足は痩せている人に多いのですが、糖質の過剰で太っている人にも、カロリー不足が少なくありません。

カロリー不足は、その人の基礎代謝を測定することでわかります。 タンパク質が不足している人は筋肉も少ないので、基礎代謝の数値が低くなります。

いまの体重計には、基礎代謝も表示されるものがあるので、ある程度の目安にはなるでしょう。

脂質はエネルギー効率のいいカロリー源

カロリーと脂質を混同して、脂質もとってはいけない悪者のようにいわれています。ヨーグルトは健康志向を謳《うた》うためか、なぜかその傾向が強く、かつては「低脂肪」、いまは「脂肪ゼロ」を軒並みアピールしています。

　このように、脂質《ししつ》を制限した食べものが強調されすぎて、意外とカロリー不足の人が多くなっています。

　脂質の摂取が制限されれば、エネルギー源として自分の体内のタンパク質が使われてしまいます。そのため、カロリー不足と同様に、代謝がスムーズに回転しなくなってしまうのです。

　カロリーの供給源としては、エネルギー効率にすぐれた脂質が最適です。脂質の効率をより高める工夫として、**ビタミンBやビタミンCをとる**とよいでしょう。

　あとで取り上げるように、とらないほうがいい脂質もあるので、その見きわめが大切ですが、いずれにせよ、**四〇代からの栄養として脂質は欠かせない**ということを確認しておきましょう。

動物性タンパク質の上手なとり方

　次に大事なのは、代謝回転に必要な**タンパク質をしっかりと摂取する**ことです。アミノ酸組成は人の身体に近い動物性タンパクのほうが効率がいいので、動物性タンパク質をとるということ。

カロリー不足では、せっかく肉を食べても組織の入れ替えに使われず、多くがエネルギー源として消費されてしまいます。これは、じつにもったいない話です。

カロリーの供給が十分あって初めて、タンパク質は機能アップのために使われるのです。

動物性タンパク質のとりすぎを心配するより、腸が効率よく吸収できているかどうかが問題です。

加齢とともに、おなかが張り、ガスが増え、便が異様にくさくなるなど、**腸内環境が悪化してくると、肉を食べても多くの人がうまく吸収できなくなってきます。**

このような食後の不快感があると、あまり肉を食べる気もしなくなってきます。もちろん肉のせいではなく、身体が弱っていることのサインと考えるべきなのですが。

そういうときは、**パイナップルやパパイヤなどと一緒に食べると、消化が助けられます。**パイナップルに含まれる酵素がタンパク質を分解する働きをするためです。中華料理の酢豚にパインが入っているのには、それなりに意味があるのです。

これまで日本人は、腸がおとろえてくると、肉を食べるのをやめようとする方向に傾きがちでした。すると、消化酵素の分泌《ぶんぴつ》が減少し、よけいにタンパク質が消化できなくなってしまいます。

なぜなら、**消化酵素はタンパク質からできている**からです。

食品のなかには消化酵素が豊富なものがいろいろとあります。昔の人は、そういうことを経験から会得《えとく》していたのでしょう、焼き魚に添えられた大根おろしやショウガなどがそれです。

また、酸を含む食品は胃酸を出させて消化を助けます。ステーキにレモンをかけたり、肉を酢で調理するのも効果的です。

とくに**夏の疲れた胃腸には、こうしたひと工夫でスタミナのつくものをどんどん食べることが最良のクスリ**になります。夏バテ防止にウナギを食べるという習慣は、その意味でも理にかなっています。

ウナギは動物性タンパク質としてもいいし、ビタミンＡも多く含まれている。ＥＰＡ（エイコサペンタエン酸）や脂質も十分に入っているし、ビタミンＥなど脂溶《しよう》性ビタミンも含む健康食品です。

ただし、効用を重視するなら、白焼きにして、甘いタレをつけずに食べてみましょう。

冷え性、シミ、シワは鉄不足

四〇代からの栄養でキーワードになるのは、**女性が「鉄」、男性は「亜鉛《あえん》」**です。まず、鉄から見てみましょう。

女性は、体内で鉄の働きが落ちたり、**鉄不足になったりすると、冷え性、シミ、シワ、免疫の低下といった症状が起こってきます。**

女性の冷え性は貧血に由来するという見方が主流ですが、貧血がなくても冷えは起こります。いい換えれば、**「貧血がないから、鉄不足ではない」とはいいきれない**のです。

これを医学の分野では、「潜在性《せんざい》の鉄欠乏」と呼んでいます。それが冷え性の原因になったり、肌にシミをつくったりするのです。

人間の体温維持には、「ATP（アデノシン三リン酸）」という物質が関与しています。

本書でもこれまで「エネルギー」という言葉を使ってきましたが、正確には、ATPがエネルギーの源《みなもと》となっています。すべての細胞はこのATPをエネルギー源として使い活動した結果、体温維持や代謝、成長などがおこなわれています。

ＡＴＰは細胞の中にあるミトコンドリアでつくられます。そして、ミトコンドリアの中には鉄が保存されています。

たとえば、過度なダイエットなどで鉄分が不足すると、ミトコンドリアにたくわえられていた鉄が使われて減っていきます。鉄が減ればＡＴＰを十分につくれなくなるので、体温を維持することができず、冷え性が起こってくるのです。

鉄不足がもっと進むと貧血になりますが、冷え性はその前に起こる現象です。

また、肌のシミのもとは、紫外線が当たったときの防御《ぼうぎょ》反応によってつくられたメラニン色素です。通常、不要になった色素は、「カタラーゼ」という酵素が消し去ってくれます。そのカタラーゼが働くためにも鉄が必要です。

鉄が不足すれば、カタラーゼの活性も落ち、メラニン色素を消しきれなくなります。それがシミとなって肌の表面に残るのです。これも、貧血になる前から起こりはじめます。

一方、シワは、コラーゲンの合成が低下するとできます。コラーゲンの合成にも鉄が必須で、**鉄が足りなくなってくるとコラーゲンの合成速度が遅くなる**のです。

そうしてコラーゲンが少なくなると、皮膚の下の水分保持が十分にできなくなり、乾燥してシワができる、というしくみです。

また、先ほどのカタラーゼという酵素は、シミを消すだけでなく免疫にも関係しています。したがって、**鉄があってカタラーゼが十分に働ければ、粘膜《ねんまく》が丈夫になります。**反面、鉄が足りなくなってくると免疫力が落ちて、風邪《かぜ》などをひきやすくなるのです。

このように、女性にとっては鉄がとても重要なミネラルで、「月経がはじまってからは、鉄との闘いだ」と説《と》く学者もいるほどです。

鉄分補給は赤身の肉やレバーから

鉄というと、多くの人はほうれん草やプルーン、海藻《かいそう》類を連想しますが、**動物性由来のものと植物性由来のものとでは、鉄の含有量と吸収率はかなり違います。**

栄養素としての鉄には二種類あり、動物性食材に含まれるものは「ヘム鉄」、植物由来のものを「非ヘム鉄」といいます。そして、ヘム鉄のほうが非ヘム鉄より吸収率が数倍も高い。ですから、**鉄分補給のためには、赤身の肉やレバーのほうがずっと効率がいい**のです。

女性も、月経があるうちは、鉄分の摂取に対する意識がわりと強いでしょう。ところが、五〇代くらいで閉経を迎えたあとは、どうしてもそうした意識が薄れがちになります。これは大きな間違いのもとです。

閉経と前後して起こる更年期障害《こうねんきしょうがい》も、鉄が十分に補充できていれば、それほどひどくはならないでしょう。

女性には、鉄分が多く含まれる肉類をあまり食べない人が多いですし、とくにダイエットを考えている人は、どうしても鉄分の補給が遅れがちで、不調がいつまでもつづいてしまいます。

更年期障害の人も、閉経後に体調がすぐれない人も、つとめて鉄をとるように心がければ、不調は目に見えて改善されるはずです。

鉄不足は、狩猟中心に生活していたころとは食材があまりにも変わりすぎたことから起こっています。「人間が集団をつくって農耕生活をはじめて以来の宿命だ」という人もいるくらいです。

さらに、昔の女性は多産で、六人とか八人とかの子どもを産み育てていました。しかも、母乳を与えていると、二年弱のあいだは月経がありません。そうすると、八人産んだら一六年くらいは月経がないので、鉄不足になりにくかったのです。

いまの女性は月経の回数が多くなっているため、鉄も足りなくなるし、卵巣も働きすぎで疲れているため機能も落ちやすくなっています。

亜鉛でED、前立腺肥大《ぜんりつせんひだい》予防

女性が鉄なら、**四〇代からの男性にとってのキーワードは「亜鉛」**。亜鉛は、細胞分裂《ぶんれつ》がさかんなところに集中するミネラルです。

亜鉛不足でよく知られる症状は「味覚の低下」、味がわからなくなることです。味覚を感じる舌の細胞は、異化・同化の入れ替わりが早いので、たくさんの亜鉛を必要とします。当然、亜鉛が不足すれば、味覚機能も低下してしまいます。

ほかに細胞の入れ替えが早いところといえば、髪の毛。ここにも亜鉛が必要です。亜鉛不足で毛根周辺の皮膚の入れ替えが遅くなると、古い細胞の再処理がとどこおって、**フケが出やすくなります。抜け毛が増える**原因にもなります。

男性で亜鉛が足りなくなってくると、**性欲低下やED（勃起《ぼっき》不全）**が起こります。**精子の生成には亜鉛が不可欠**だからです。

前立腺《ぜんりつせん》にも亜鉛が多量に含まれています。前立腺肥大《ひだい》は、テストステロンという男性ホルモンが減ってきたときに、なんとかそれを補おうとする過剰反応で起こります。もっと活性した組織を増やさなければという反応が、かえって悪く出てしまうのです。これは抜け毛も同じです。

そこで、**亜鉛を十分に補い、前立腺の性能をよくしておけば、多少はテストステロンが減少しても、肥大という過剰な反応を抑制することができる**のです。

自動車も、良質なエンジンオイルを使用すれば、少ない燃費で、走りがよくなります。なにもエンジンばかりを大型化する必要はないのです。

亜鉛を多く含む食材は、鉄と同様、**赤身の肉やレバー肉、それに魚介類**、代表的な食材は**牡蠣《かき》**です。

抗酸化力のある栄養素をとる

酸化を防ぐことを「抗酸化」といいます。その役割を果たしているものの一つが「酵素」です。前述した酵素、カタラーゼの生成にはヘム鉄が必要なので、**抗酸化には動物性由来の鉄の補給が有効**ということになります。

「ＳＯＤ（スーパー・オキサイド・ディスムターゼ）」も抗酸化に有効な酵素で、酸化の原因になる活性酸素を強力に消去してくれます。ＳＯＤを体内にたくさん持っている人は、酸化の影響を受けにくく、したがって、老けにくいということになるのです。

この酵素の生成には、銅や亜鉛などのミネラルが必要です。ですから、ここでも亜鉛が不足すると、身体の酸化が進み、老化が促進されるということがいえるのです。

さまざまな働きをしてくれるビタミンのなかで、**とくに抗酸化に寄与しているものの一つが「ビタミンE」です。**

私たちの身体を構成している六〇兆個の細胞の膜《まく》には、ビタミンEが組み込まれています。活性酸素やフリーラジカルが出てくると、ビタミンEは自らを犠牲《ぎせい》にして膜が壊されないように守ってくれるのです。

そのときに**壊れたビタミンEを、抗酸化力のあるビタミンEに復元してくれるのが「コエンザイムQ10」**です。**ビタミンCもコエンザイムQ10と同様の働き**をして、ビタミンEを守っています。

このように、ビタミンEはとても重要な栄養素で、〝若返りビタミン〟などともいわれています。

昔はサプリメントのなかに酵素はありませんでしたが、いまは飲む酵素や食べる酵素など、さながら「酵素ブーム」の感があります。ただ、実際のところ、酵素もタンパク質で、分解されたアミノ酸から生成されるものですから、酵素を飲めば、そのまま体内で酵素になるということではありません。

ただし、消化酵素のサプリは、体内に吸収される前の腸の中で作用するものなので、消化・吸収を促進し食材からの栄養素の吸収効率を高めます。

食物繊維で腸内環境を整える

前章で、加齢とともに腸内細菌のバランスが変わることを述べました。これも腸の老化の一種なので、腸のおとろえを改善することが老化の防止につながります。

腸内では、善玉菌と悪玉菌が陣取り合戦を展開しています。この陣地のことを「フローラ」といい、「お花畑」という意味です。

四〇代からは、善玉菌のお花畑の面積が小さくなって、悪玉菌の面積が増えます。そうしてバランスが崩れると、いろいろな不調が表面化してきます。

ところが、フローラが広がる腸壁の面積はかぎられているため、人為《じんい》的に新しく善玉菌を補給してやっても、根を張って花を咲かせる場所がありません。

結局のところ、**悪玉菌をやっつけて、すでにある善玉菌を増やしていくことが、腸の老化を防ぐ重要な手だてとなる**のです。

そこで大事なのが、「**食物繊維**」です。善玉菌は、食物繊維を栄養にして、自分の仲間を増やすためのエネルギーを獲得《かくとく》します。

食物繊維そのものは人にとっての直接の栄養にはなりませんが、これをしっかりとることで、腸の老化が抑制され、いろいろな栄養を効率的に吸収できるようになります。

腸内環境とうつやアレルギーの関係

第二次世界大戦後、日本人の食物繊維の摂取量は劇的に下がっています。善玉の腸内細菌にとっては、とても住みづらい環境になってしまいました。

コメにしても、小麦にしても、精製されることによって、周囲の繊維分が削り取られています。そのうえ、かつての日本人の主食であった雑穀の摂取量も減りました。

食物繊維の減少と、うつやアレルギーの増加との関係を指摘する学者もいます。以前から、**「腸脳相関」といって、腸内環境が悪くなると、うつやアレルギーが出る**ということはよくいわれてきました。

食物繊維の減少が腸内環境を悪くすることは確実なので、その結果、うつやアレルギーが増えているというのも、無関係とはいえないかもしれません。

悪玉菌をやっつけるラクトフェリン

悪玉菌をやっつけ、善玉菌を増やしてくれる物質に「ラクトフェリン」があります。母乳に含まれていて、免疫力がない赤ちゃんの腸内環境を最初に整えてくれるということはすでに述べました。

ラクトフェリンは抗菌作用を持つタンパク質で、鉄をたくさん含んでいるため、集めるとピンク色をしています。そのため、「レッドプロテイン（赤色タンパク質）」ともいわれます。

さらにラクトフェリンの頼もしいところは、結果的に悪玉菌の数を減らしてくれることです。

悪玉菌は鉄を栄養にして、自己分裂《ぶんれつ》し、子孫を増やしていきます。鉄を横取りするから、悪玉なのです。ところが、ラクトフェリンが腸内にたくさんあれば、食材に含まれる鉄を吸い取ってくれるので、悪玉菌に行き渡る数が減ります。そのため、悪玉菌はあまり増殖《ぞうしょく》することができなくなるのです。

ラクトフェリンと結合した鉄は身体に吸収されやすくなるので、とくに鉄が不足しやすい女性にはありがたい物質でしょう。

小腸のエネルギー源を肉からとる

腸が十分に機能を発揮するには、エネルギー源が必要です。とくに**小腸は、アミノ酸を吸収するのに「グルタミン」をエネルギー源にしています。**グルタミンもアミノ酸の一種です。

もし、小腸が吸収をおこなう際に糖をエネルギー源として使っていたとしたら、食品に含まれる糖は、すべて小腸のエネルギーとして使われてしまうことになり、あまりよくありません。そこで、食品に含まれるタンパク質のアミノ酸を、腸の中でグルタミンにつくり替えて、腸を動かす原動力として採用しているのです。

ですから、**腸の働きが弱い人ほど、エネルギー源となるアミノ酸、すなわちタンパク質が必要になる**のですが、そのへんのことがよく理解されないと、「おなかに負担をかける肉はひかえよう」と、逆のことをしてしまいます。

それが、よけいに腸をおとろえさせる原因になっているのです。

ライフスタイルに合わせた栄養を意識する

酸化を促進させる生活習慣としては、ストレス、タバコ、過激な運動などがあがります。これらは、老化を早める生活習慣ともいえます。そこに、過度の飲酒も加えておきたいと思います。ただし、適度な飲酒はさしつかえありません。

毎日お酒を飲んでいても、度を超さない程度の酒量で、枝豆、刺身、肉や野菜をおつまみとして食べている人は、健診のデータも悪くはありません。

とくに居酒屋などではのんびり食べるでしょうから、急激に血糖値を上げることもありません。また、チューハイやハイボールには糖質が入っていない点もいいですね。お酒の量さえほどほどにしておけば、肝臓に負担をかけすぎることもないのです。

ただし、すべて「締めのお茶漬けやラーメンさえなければ」というのが前提です。**お酒をよく飲む人はビタミンB群やナイアシン、葉酸をとる**ようにするといいでしょう。

そのほか、ライフスタイル別に不足しがちな栄養素を図表15に示しました。

栄養量には個人差があるのと同様に、**仕事の種類や職場環境などによっても、必要な栄**

ストレスの多い人はビタミンB群とCを！

スポーツをする 身体を動かす仕事をしている ダイエット中	タンパク質
ストレスが多い、タバコを吸う	ビタミンB群、ビタミンC
デスクワーク、パソコン操作が多い	ビタミンB群
お酒をよく飲む	ビタミンB群、ナイアシン、葉酸
汗をよくかく	鉄
インスタント食品が多い	亜鉛

図表15　ライフスタイル別・不足しがちな栄養素

養は異なってきます。デスクワーク中心で頭を使う人、身体を使う仕事の人、サービス業などでストレスがたまりやすい仕事の人など、それぞれに消耗しやすい栄養素がある、ということは、実際に診療をしていて感じることです。

以前、私はある大学の芸術学部で毎年、一日だけの講義を受け持っていたことがあります。

その大学は全国から優秀な学生が集まるのですが、うつなどで退学してしまう学生の数もかなり多かった。危機感を持った大学は、早期発見・早期治療のためとキャンパス内に心療内科の診療所をつくったのですが、学生は処方された薬を飲んでも結局やめてしまいます。

そこで、私の出番となり、新学期早々に栄養療法の観点から栄養指導をするのです。「みなさんのようなクリエイティブな脳は、ビタミンB群の代謝量が普通の人と全然違う。また、何時間も制作に没頭《ぼっとう》しつづけるすごい集中力のため、爆発的にエネルギーを使います。一般の人のエネルギー消費量が軽自動車なら、みなさんの脳はフェラーリなのです。

そんなふうに脳が疲れたときに甘いものが食べたくなるでしょうけど、糖質は脳にとってかえってよくないんですよ。それはね……」

と説明すると、学生たちは甘い缶コーヒーをやめてアーモンドにするとか、肉を積極的に食べるなど素直に反応してくれたため、退学者の数も改善されました。

細胞の機能を決めるのは脂質

ここで、「脂質」についてまとめておきましょう。

脂質には、高性能のエネルギー源としての働きばかりではなく、コレステロールとして細胞膜をつくり、脂肪酸として細胞の形や柔軟性を決めるという、身体にとってとても重要な役割があります。

細胞の内と外との情報交換の決め手となるのは、細胞膜の形と柔軟性です。その意味では、**細胞の機能は脂質で決まる**ともいえるほどなのです。

また、**脳の機能面においても、脂質の果たす役割は大きい**といえます。

脳の神経細胞には、「軸索《じくさく》」と呼ばれる突起と、それを覆《おお》う「ミエリン鞘《しょう》」という部分があります。この二つの器官で情報伝達の速度を規定しているのですが、これらをつくっているのも脂質なのです。

ただし、脂質にはいろいろな種類があって、とくに四〇代からは使用を制限したほうがいいものがあるので、まず種類と役割を整理しておきましょう。

液体の油はオメガ3系を増やしオメガ6系を減らす

脂質の成分である脂肪酸は、大きく「飽和《ほうわ》脂肪酸」と「不飽和《ふほうわ》脂肪酸」に分かれます。

不飽和脂肪酸で重要なのは、**「オメガ3」系と「オメガ6」系**です。**両方とも体内では生成できない必須脂肪酸**なので、食材から摂取しなければなりません。必須となっているのは、細胞膜やホルモンをつくる原料となるからです。

かつて「リノール酸神話」というものがありました。植物性油のほうが健康にいいとい

とりたい油脂、とりたくない油脂

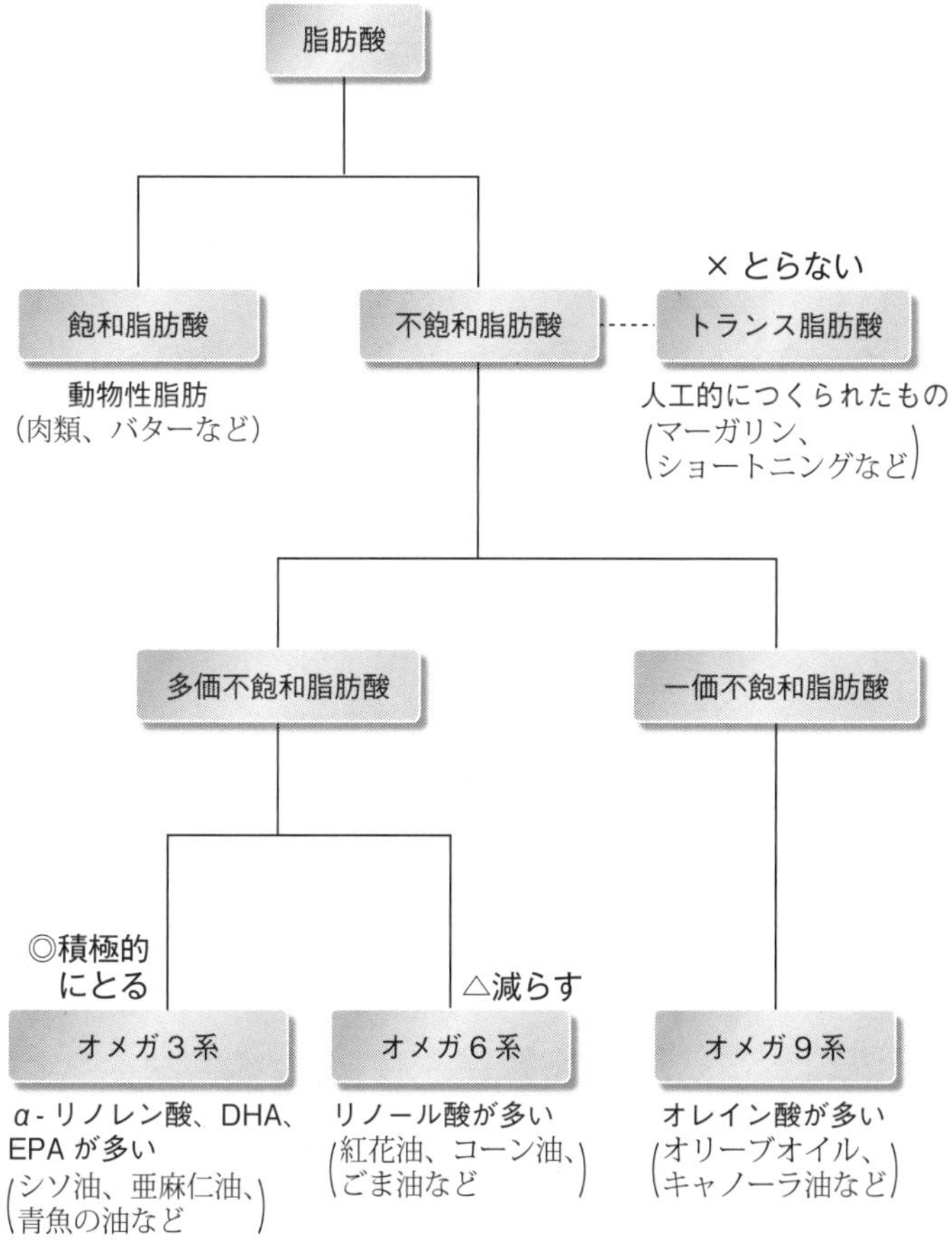

図表 16　脂質の種類

われ、お中元商品としてもテレビでさかんに宣伝されたのです。その名残《なごり》もあり、日本人の摂取する油はリノール酸の多いオメガ6に偏っているといえます。

いま、揚げもの、炒めものに使用される油は、サフラワー油（紅花油）やごま油など、ほとんどがオメガ6系といってもいいでしょう。

また、オメガ3系の魚油を多く含む魚（マグロ、サバなど）の摂取量が減ったことでも、オメガ6系が占める割合が多くなっています。

体内ではこの両者のバランスがとれていないと、細胞の機能が落ちてしまいます。とくに**四〇代からは、オメガ3系を積極的に増やすか、オメガ6系の量を減らして、バランスを整えるべき**です。

オメガ3系のα-リノレン酸（シソ油、亜麻仁《あまに》油）は、酸化や熱に弱いので、調理用としてはなかなか使いにくいところがあります。やはり、魚類を積極的にとるのがおすすめです。

オメガ6系の比率を下げるには、できるだけリノール酸の含有量が少ない油を選ぶことです。植物由来でも、オリーブオイルはリノール酸が少ないし、加熱などの酸化にもかなり強い油です。**普段使いの油としては、オリーブオイルがいい**でしょう。

リノール酸は豆腐や鶏卵など、ほかの食材にも含まれているので、普通に食事をとっていれば、オメガ6系の必要量に不足することはほとんどありません。

飽和脂肪酸は肉やバターなど、動物性の脂に多くなります。バターは身体にとってとくに悪影響はありません。カロリー不足の人はバターを料理に上手に取り入れましょう。

絶対に避けたいトランス脂肪酸

そして、**絶対に避けたい油が「トランス脂肪酸」**です。トランス脂肪酸は前述のとおり、もともと自然界にはない、人工的に合成された油です。体内のメカニズムでは解毒されず、また、老化やがん、心臓病へのリスクも指摘されています。

マーガリンには、このトランス脂肪酸とオメガ6系の両方が入っています。海外では、マーガリンにトランス脂肪酸の含有量が書いてあって、食べすぎないようにと注意書きがしてある国もあります。

マーガリンは植物由来ではありますが、製造過程で天然には存在しないトランス脂肪酸に変化するのです。そこにカロチンなどで色をつけて、一見バターのように見せているだけなので、似て非なるものと考えてさしつかえありません。しかし製造コストは安い。

学校給食にいまだにマーガリンを出しているところがあるようですが、いくら安価だからといって、どういう了見《りょうけん》なのでしょうか。

また、市販の食パンや菓子パン、スナック菓子、クッキーやケーキ、アイスクリームなどにも含まれていることが多いので注意が必要です。

原材料表に「マーガリン」「ファットスプレッド」「ショートニング」「加工油脂」といった表示があれば、まずトランス脂肪酸が含まれていると考えて、とらないほうがいいでしょう。

オメガ3系がたっぷりのクルミ

極北地方に住むイヌイットたちは、体内の脂肪酸組成がよくて、心筋梗塞《こうそく》は少ないし、アレルギーもない、がんも少なく、うつも少ないといわれます。

彼らは北極圏に暮らしているので、食材としては、魚類、シロクマやアザラシの生肉がほとんどで、そのため、オメガ3系の比率が圧倒的に高かったのです。

海藻《かいそう》類はオメガ3系の脂をよくつくります。それをミジンコなどが食べて育ち、それをエビが食べ、さらにそれをアジなどの魚が食べて……、とオメガ3系が濃縮されていきます。さらにそれをマグロが食べるといった食物連鎖《れんさ》によって、マグロにオメガ3系が多量に含まれることになるのです。

しかも、マグロの体内でα-リノレン酸の形から、より利用しやすいEPA（エイコサペンタエン酸）につくり替えられます。ただし、エサの関係で、養殖《ようしょく》マグロにはオメガ6系が多いかもしれません。

オメガ3系はもっぱら海にすんでいるものからとりやすい油といえますが、人間は海辺にばかり住んでいるわけではありません。世界中の山岳民族に共通する食べものである**「クルミ」、これにもオメガ3系がかなり多く含まれている**のです。

人間は知らず知らずのうちに、身体にいいものをとるようにしてきたのでしょう。海の幸、山の幸に恵まれた自然のなかに暮らしていた日本人は、意識しなくても、かつては脂肪酸組成が理想に近かったのではないかと思います。

血糖値を上げる糖質はとらない

一般に、健康に気をつけている人たちは、どのようなことを心がけ、どんな工夫をしているでしょうか。

たとえば、「コーラ類をやめて、野菜ジュースに替えた」「ポテトチップスを減塩のものにする」「カップラーメンはカロリーが高いので、春雨《はるさめ》ヌードルに替えた」……。一般的に考えられている工夫は、こういったところでしょう。

しかし、たとえコーラを野菜ジュースに替えても、糖質の量はほとんど変わりません。ポテトチップスを減塩にしても、じゃがいもの量が変わらなければ、糖質の量は同じなのです。むしろ、塩辛くなくなった分だけ、よけいに食べる量が増えてしまうかもしれません。

カップラーメンを春雨ヌードルに替えれば、カロリーは減りますが、糖質の量はほとんど変わりません。

そんなふうに替えても、血糖値の上昇という点では、何も変わらないのです。つまり、老化を防ぐ食事にもならないし、かえって悪影響すらあります。

それゆえ、**四〇代からもっとも気をつけたいのが糖質の過剰摂取**です。

なぜ血糖値を上げる食べものがよくないのでしょうか。そのあたりの事情がわかりやすく示されたのが図表17です。

七五グラムのブドウ糖が入った医療用のジュースがあります。濃縮されているので、一般に市販されている甘味系の飲みものにすると、一リットルのペットボトル一本分くらい

ホルモン分泌を乱す低血糖

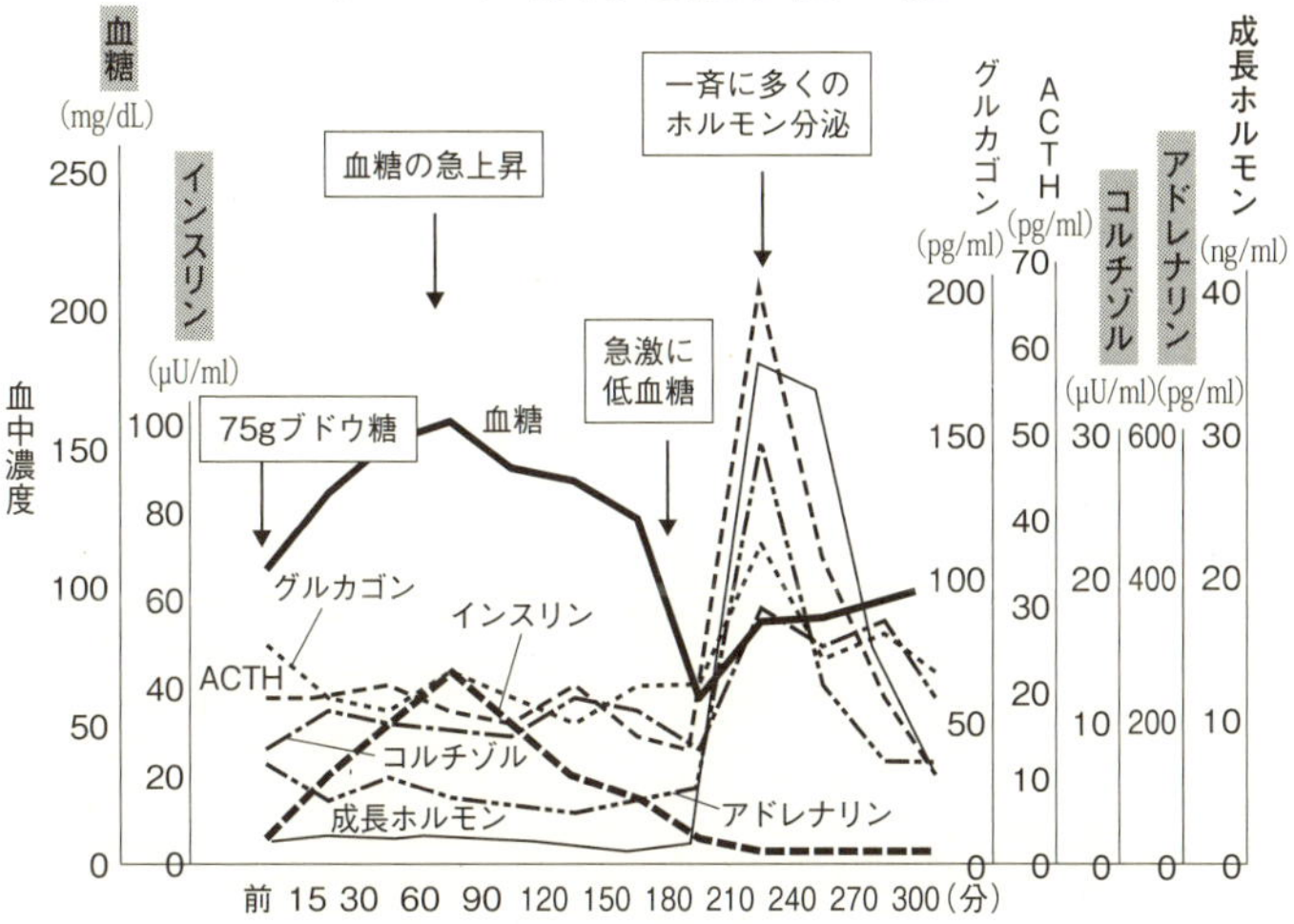

（納光弘：西日本肥満学会特別ランチョンセミナー 2009/7/5　改変）

図表 17　血糖値の変動によって分泌されるホルモン

に相当する、結構な糖分です。

　これをおなかが空いているときに飲むと、体内ではどのような反応が起こるかという実験です。縦軸が血糖値やインスリンなどの血中濃度、横軸が時間です。順を追って解説しましょう。

　このジュースを飲むと、まず**血糖値の線が一挙に上昇**します。すると、これは大変だというので、強力に血糖を下げる働きを持ったインスリンが大量に供給されます。

　ただ、インスリンというのは、分《ぶん》泌《ぴつ》のタイミングがずれることがあるのです。グラフでは、血糖値の上昇に少し遅れてから分泌されはじめました。

その後、血糖の上昇がおさまってきても、まだインスリンは下がりながらも出つづけています。今度はその影響を受けて、**血糖が急に下がり、低血糖の状態に**なりつつあります。

このジェットコースターのような急激な下降が起こるのは、たいてい午後です。午前中は起こりにくい。これをみなさんの日常にあてはめてみてください。

昼食にご飯や麺類を食べて、三、四時間後に**急に耐えられないほどの眠けにおそわれて仕事ができなくなったり、イライラしだしたりする**ことに、思い当たりませんか。そう、それは体内でこの現象が起こっているのだと考えられるのです。

そして、急に血糖が下がると、ＡＣＴＨ（副腎《ふくじん》皮質《ひしつ》刺激ホルモン）、成長ホルモン（ＧＨ）、あるいはアドレナリンとか、コルチゾルなどのホルモンが一気に出ていますが、これは血糖値が下がらないように抵抗して、脳を保護している状態を示しています。脳のおもなエネルギー源はブドウ糖なので、血糖値が下がりすぎると危険だからです。

食事のたびにこれがくり返されると、身体は疲れきってしまいます。

栄養ドリンクの罠《わな》に注意

「でも、この実験は『一度に一リットルのペットボトルを飲むような人』だけの話でしょう、自分は大丈夫」と早呑み込みしないでください。

含まれている糖質の量や食べ方でいえば、たとえば**ジュースを飲みながら菓子パンを食べたり、丼物を食べるときにご飯を一気にかき込んで食べたりしていると、これと同じようなことが起こってしまう**のです。

糖質をとらないほうがいい理由がここにあります。

甘いものを食べたつもりはなくても、精製された白米やパン、うどんなどを食べていたら、摂取する糖質の量は同じなのです。

精製された糖質の食材をとったときに分泌されるホルモンの代表としては、下げるほうがインスリン、血糖が下がったあとに出てくるのが、アドレナリンやコルチゾルです（図表18参照）。

アドレナリンは交感《こうかん》神経を刺激して、血圧値や心拍数を増やし、戦闘モードに入る働きをします。コルチゾルは、ストレスに対抗したり、アレルギーを防止したりする働きをし

精製食材を食べると…

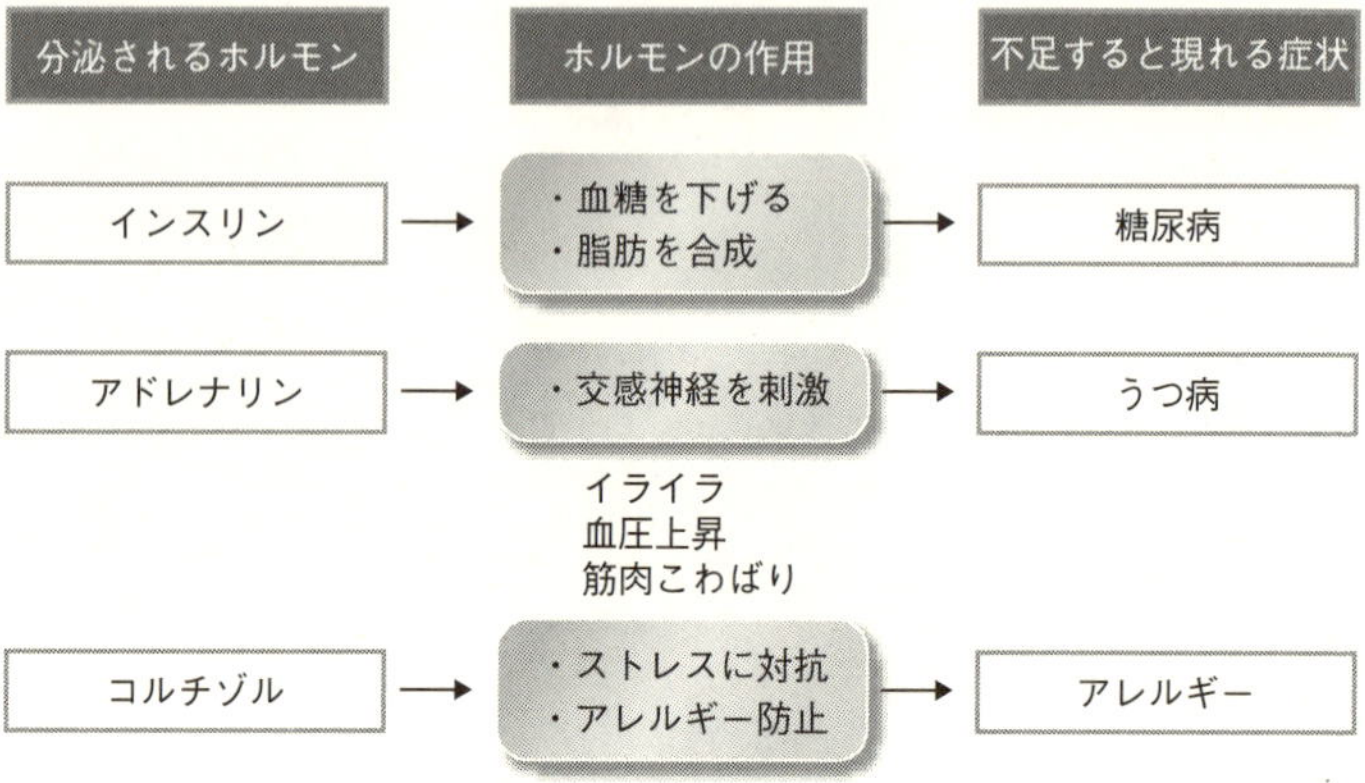

図表18　過剰分泌されるホルモンの影響

ます。

しかし、**糖質を食べるたびに、これらが無駄に出されてしまい**ます。すると、**本当に必要なときに出せなくなって**しまい、たとえばコルチゾルなら、ストレスに弱くなったり、アレルギーが起こりやすくなったり、強い疲労感にとらわれたりするようになります。アドレナリンが十分に出ないと、やる気が起こらず、うつ症状が出て仕事にも支障をきたしたりします。

しかも、よくないことに、インスリンは血糖を調整すると同時に、脂肪を合成します。そのため、インスリンが分泌されるほど、太りやすくなるのです。

四〇代から起こりやすくなる糖尿病、慢性的な疲労感などの背景には、こうした原因が

ひそんでいるのかもしれません。

疲労感への対症療法として、いわゆる「栄養ドリンク」を飲んでいる人も多いでしょうが、**栄養ドリンクがもたらす「シャキッと元気になる感覚」も、血糖値の上昇の影響にすぎません。**栄養ドリンクに含まれる糖分も相当なものです。

血糖値が上がるとすごく元気になったように感じるのですが、その後は低血糖になってグッタリするので、また飲んでしまう。そのくり返しになりがちな栄養ドリンクは、習慣になってしまう危険性もあります。

最近になってやっと糖質カットタイプの栄養ドリンクが出てきました。が、これだと血糖値はあまり急激には上昇しないので、即効的な〝効果〟はあまりないかもしれません。

熱中症にスポーツドリンクの危険性

スポーツドリンクも、急速に血糖値を上げるので、飲めばすぐ元気になる気がする飲みものです。

しかし、血糖値を正常に戻すために、大量のインスリンを分泌しなければならなくなります。その結果、酷使《こくし》によって膵臓《すいぞう》が疲弊《ひへい》し、行き着く先は糖尿病、となってしまう。

真夏の熱中症のときなどは、塩分補給のためスポーツドリンクが効果的、という話をよく耳にします。しかしこれは、かえって脱水状態が進んでしまい、とても危険です。

熱中症のメカニズムについては、完全に解明されているわけではありませんが、汗によって水分が失われると、血液が濃縮され、浸透圧《しんとうあつ》が高くなります。すると細胞から水分が血液に浸透して、細胞は脱水状態となり、機能がいちじるしく低下してしまいます。

したがって、血液の浸透圧を上げないようにしなければいけないのです。

しかも、熱中症のときの身体は興奮状態にあるので、血糖を上げる反応が出ています。そこに一気にスポーツドリンクの糖を投入すれば、血糖値はますます上がってしまう。弊害ばかりで、いいことはなにもありません。

かつての日本の習慣では、暑いときは冷えた麦茶と相場が決まっていました。若干《じゃっかん》のミネラル類も入っています。また、疲れたときには、梅干しを食べていました。

こちらのほうが、ずっと理にかなっています。

四〇代からの食事法1　朝食抜きはダメ

私たちの多くは、たいてい一日に三度、食事をとります。図表19は、「朝食あり」と

「朝食抜き」のケースで、一日の血糖値とホルモン値の推移を比べたものです。

血糖値が上がってくるとインスリンが放出されて、血糖値を上げすぎないようにします。それで血糖値が下がってきて、また食べて上がれば、またインスリンの量が増える……。一日はこのくり返しになっており、「朝食あり」のグラフはそれを示しています。

ところが、朝食を抜くとどうなるでしょうか。

寝ているあいだに血糖値はふつうに下がってきますが、朝食をとらずに活動をはじめると、血糖値を上げる働きをする「インスリン拮抗《きっこう》ホルモン」が増えていることがわかります。

そうやって血糖値を下げないようにしているわけですが、この状態のときに昼食の時間がやってきます。

つまり、**血糖値を上げる作用が働いているときに昼食で糖質をとると、血糖値がいつもよりさらに高くなってしまう**のです。

そこであわててインスリンが大量に出て、血糖値を下げようとします。

インスリンが大量に出ると、今度は血糖値が急に下がる。するとまたインスリン拮抗ホルモンが大量に出てくる、という悪循環になってきます。

その結果、「朝食抜き」のほうのグラフでは、急勾配《こうばい》の二つの山ができています。昼食と夕食のときに血糖値が急上昇するということで、「朝食あり」の血糖値のなだらかな推移と比べると、その違いが明らかです。

これは、効果的に太るための力士の食事法です。インスリンが出るたびに、ブドウ糖を変換して脂肪細胞にため込む作用を利用したものです。せっかくダイエット効果を狙ったつもりでも、**食事を抜くと、かえって太りやすくなる**のです。**身体への負担も大きいですし、なにより太ります。**

しかも、常時、インスリン拮抗ホルモンが大量に分泌されるので、分泌もとの副腎《ふくじん》が疲れて、**アレルギー症状のもとになったり、うつの原因になったり**します。

前述したように、血糖値が急に下がったときにはアドレナリンが放出されますが、そのときに血管をギュッと締めるのです。

そのため、狭心症《きょうしんしょう》が出たり、手足の血管が狭まるので冷え性の原因になったり、筋肉がこわばることで起こる頭痛になったりします。

血糖値を乱高下させるような食事は、いろいろな弊害を生み、老化を促進するのです。

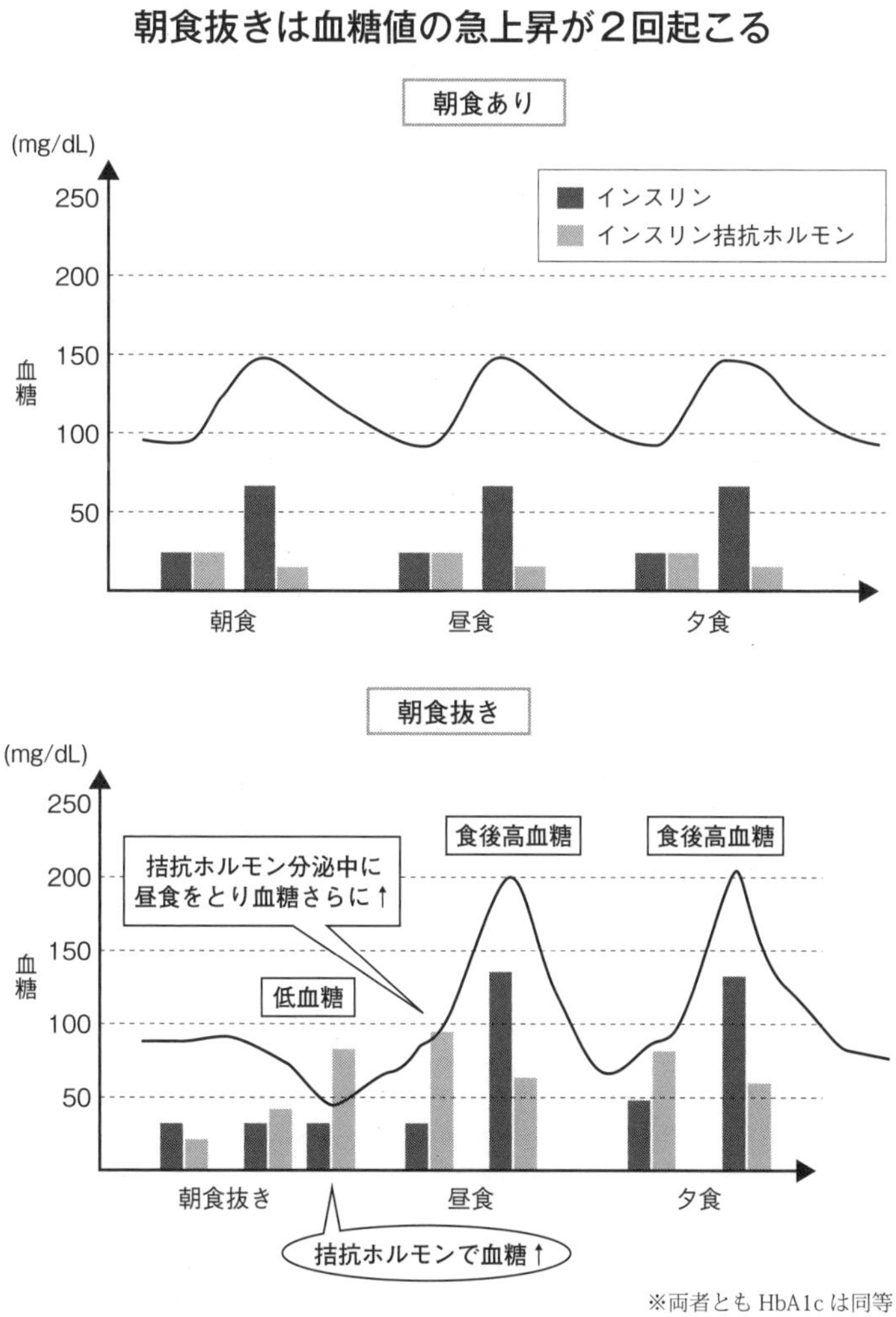
朝食抜きは血糖値の急上昇が２回起こる
朝食あり
(mg/dL)
250
200
150
100
50
血糖
インスリン
インスリン拮抗ホルモン
朝食
昼食
夕食
朝食抜き
(mg/dL)
250
200
150
100
50
血糖
食後高血糖
食後高血糖
拮抗ホルモン分泌中に
昼食をとり血糖さらに↑
低血糖
朝食抜き
昼食
夕食
拮抗ホルモンで血糖↑
※両者とも HbA1c は同等

図表 19　１日の血糖・ホルモン値変動

四〇代からの食事法2　理想の食事

図表20の左のイラストの食事は、野菜の煮物、インゲンのごま和《あ》え、サツマイモの味噌汁、白いご飯という献立です。カロリーが低く、いかにも健康食に見えます。これで糖質量は一二二・四五グラム。

普通の人で一グラムあたり約一の血糖値上昇があるので、これでも一二〇くらいは血糖値が上がる可能性があります。

実際には、いろいろな反応があるのでそこまではなかなか上がりませんが、メタボになっている四〇代以上の人たちは、糖質一グラムあたり三ほど上がる可能性があります。すると、この食事でも、悪くすれば、三〇〇くらい上がってしまう可能性もあるのです。

一方、右のイラストは、特大ステーキと、その上にバターが載っています。飲みものは赤ワイン。小皿にはチーズがあって、いかにも高カロリーで身体に悪そうに見えます。

しかし、実際はこれで糖質量が七・三グラム。むしろ、糖質がほとんどないかのように見えながら、これでも七グラム以上、含まれているのです。

カロリー制限をすると、どうしても糖質が多くなってきます。カロリーの数字ばかりに

カロリー制限の食事は糖質が多くなってしまう

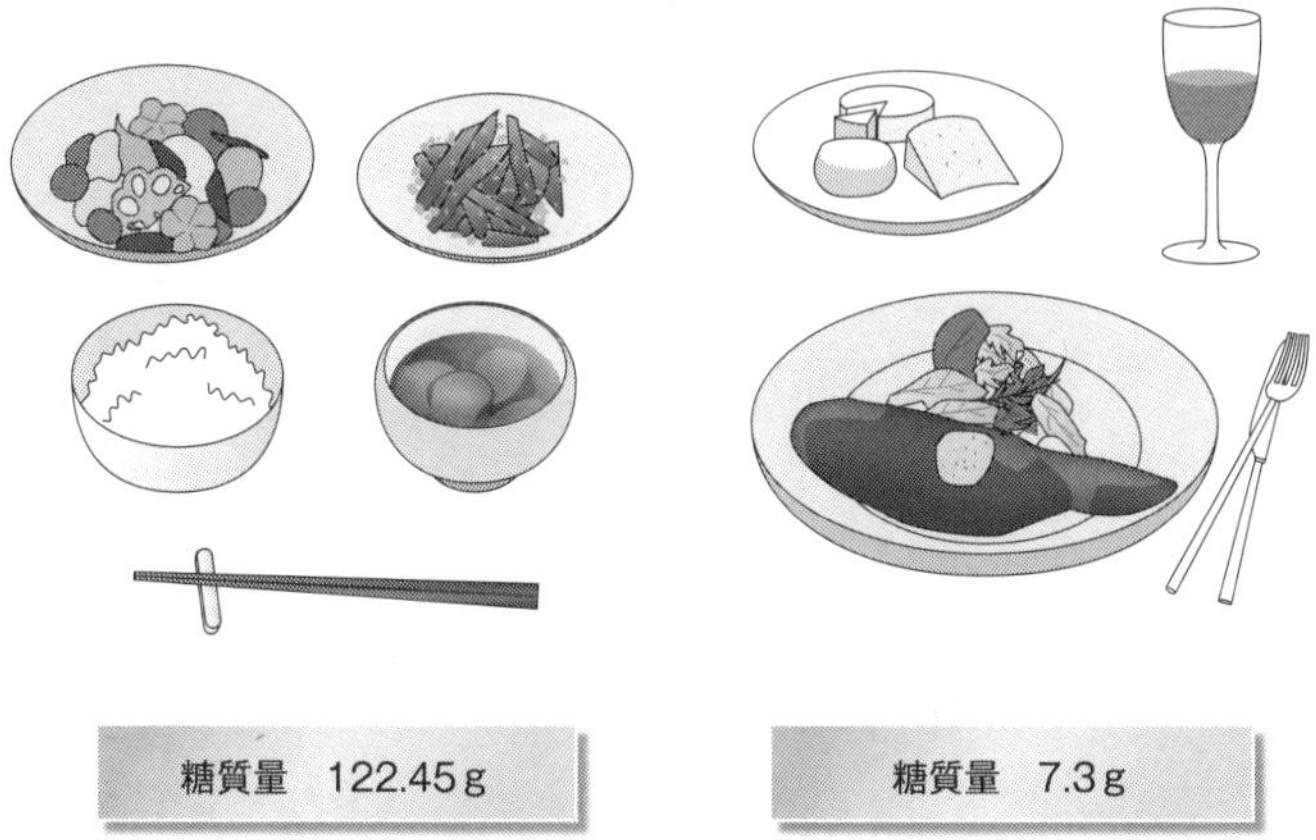

図表 20　高糖質・低糖質の２つの食事

気をとられていると、本質を見誤ることになるでしょう。

単純にダイエットだけを考えれば、カロリーを減らせばいいのですが、それでは身体が傷《いた》んで、かえって老化が進んでしまうのです。

なにごとも一つのことにとらわれず、多方面からとらえ、多角的に考えていくことが必要でしょう。

四〇代からの食事法3　血糖値を上げない食べ方

これまで見たとおり、**食べたあと、血糖値が急激に上昇するものほど、身体にとっては好ましくないもの**です。

たとえば、とくに女性に多いのですが、

仕事中の疲れたときにチョコレートを口にする光景を見かけることがあります。糖分が入っているから、甘すぎるものは量に気をつける必要がありますが、チョコレートじたいには脂質が多く含まれているため、血糖値の上昇はさほど急激ではありません。

同様に、**精製された純白のコメより、油分を含む玄米《げんまい》**のほうが血糖値の上昇を抑制できるし、**精製した小麦粉より、全粒粉のパン**のほうが、糖尿病や老化の予防には適しているといえます。

もちろん、摂取オーバーは禁物です。

白米などの糖質をひかえるのがむずかしい場合は、血糖値への影響を抑える食べ方を工夫しましょう。**糖質の食べものをできるだけ食事のあとのほうに持ってきたほうが、量も減るし、吸収も遅くなります。**たとえ**三分くらいの時間差でも、血糖値の上昇はかなり遅くできる**のです。

最初からご飯をドカ食いするのはやめましょう。丼《どんぶり》物は上の具と下のご飯を一緒に食べるのでよくありません。

正式な和食膳《ぜん》でも、ご飯は最後のほうに出てきますし、量も少なめです。無意識のうちにおこなわれていた工夫のあらわれかもしれません。

先に繊維分を多く含む野菜類、あるいは脂質分をとるのも、糖質の吸収を遅らせ、血糖

値の急激な上昇を抑えるのに効果的です。いま、アメリカでは糖尿病患者の食事法として、先に脂質分をとったほうがいいと指導しているほどです。

そういうことに気をつけていれば、結果として、糖質の摂取量が減ることになり、老化の防止につながるでしょう。

かくいう私の家では、結婚して以来、お米を買ったことがありませんでした。幸か不幸か、妻の実家が米屋なので、黙っていても送ってきてくれたのです。ですから、以前はお米をみなさんと同じように食べていました。

しかし、妻が産後に体調を崩したことをきっかけに栄養療法を知り、それを学びました。その後、わが家の食生活は一変しました。

家には子どももいますが、ご飯を炊くことはめったにありません。ごくたまに少量を食べる程度で、もう何年も、お茶碗でご飯を食べたことはありません。お米も、買った五キロの袋がいつまでも減りません。

妻の実家には送ってもらわなくて結構ですと伝えてあり、ちょっと申し訳ない気もしていますが……。しかし、おかげで、家族ともどもすこぶる健康な日々を送っています。

私はよく講演会などで**「今日から食事を変えると、未来の自分を変えることができる」**

とお話ししています。身体のホメオスタシスの機能を上手に利用して、いい栄養さえ提供してあげれば、四〇代からでも何歳からでも、身体をいい状態に持っていける。この原点を忘れないでいただきたいと思います。

第４章のまとめ

◎人間のアミノ酸組織に近い肉や魚などの動物性タンパク質のほうが摂取は効率的
◎ストレス、タバコ、激しい運動は身体を酸化させる
◎果糖はブドウ糖以上に脂肪を合成する
◎40代からは女性は鉄、男性は亜鉛が重要
◎抗酸化に有効な栄養素＝ＳＯＤ、ビタミンE、コエンザイムQ10、ビタミンC
◎食物繊維、ラクトフェリンで腸内の善玉菌を増やす
◎小腸のエネルギー＝グルタミンをタンパク質からとる
◎油はオメガ３系（魚油、α-リノレン酸）を増やし、オメガ６系（リノール酸）を減らしてバランスをとる
◎クルミにはオメガ３系の脂質が多い
◎トランス脂肪酸は避ける
◎精製された白米、パン、うどんなどの糖質は血糖値の乱高下をもたらし、身体を疲弊させる
◎栄養ドリンク、スポーツドリンクにも糖質が多いので、要注意
◎40代からは「血糖値を上げない」食事法を心がける

第5章

症状別・元気を取り戻す栄養のとり方

▼疲れやすい

疲れやすいといった場合、栄養学の観点からの診断は**「低血糖タイプ」「ビタミンB群欠乏タイプ」**、そしてそれらの病態が長引いて出てくる**「副腎《ふくじん》疲労タイプ」**の三つに分かれます。

低血糖の人は、最終的には糖尿病になる確率が高いですし、疲労感がしだいにうつ症状をともなってくることがあります。そのときになってから病院を受診すると、「うつ病」と診断されることが多いのです。

そういうときは、**心療内科を受診する前に、ぜひとも血糖値を検査してください。**

うつ病の人に共通する症状は「どうしようもなく強い疲労感」です。そのため、心療内科を受診して「疲れる。やる気が起きない」と訴えると、それだけでうつ病と診断されてしまうのです。

しかし、どうしようもない疲労感の背景には、低血糖があったり、ビタミンB群不足があったり、副腎疲労があったりするので、そちらのほうを先に疑ってみることが肝心《かんじん》です。

こうした症状はいろいろな原因で起こってくるにもかかわらず、医師のほうは、「わざわざ心療内科にやってくるからには……」という前提で、表面的な症状だけで診断してしまいます。かかってもいないうつ病にされ、まるで的外《まとはず》れな治療になってしまいかねません。

あげくに、対症療法的に薬を出されて、その副作用が出たり、薬への依存が出たりして、より問題が大きくなっていってしまいます。場合によっては、本物のうつ病になってしまうこともあるのです。

①低血糖タイプ

「食事のあと数時間後に強い疲労感や眠気が出やすい」とか「だるいときに食事をとったり、甘いものを食べたりするとちょっと元気になる」という人は、低血糖によるケースが多いでしょう。

ついさっきまであんなに元気だったのに、急に疲労感が出てくるといったように、**元気さに波があるのが特徴**です。

また、食後に眠くなる人はわりと多くいて、程度が軽ければ問題になりません。低血糖タイプにも、うつらうつらするだけの軽いタイプもありますし、突然、眠気が襲ってきて抵抗できずに眠ってしまうという強い場合もあります。

そういうときに、**甘いものを食べると疲れがとれるように感じるのは、一時的な「効果」**にすぎません。

やる気がないときには、気分を落ち着かせ、安らぎをもたらす神経伝達物質「セロトニン」を増やすのが効果的です。これを手っ取り早くおこなうのが、糖質の摂取です。血糖値を下げるために分泌《ぶんぴつ》されるインスリンが、セロトニンの増加をうながしてくれるからです。

しかし、実際にセロトニンが増えたわけではなく、セロトニンの比率が高くなっただけで、いわば錯覚にすぎません。だから、すぐにもとの状態に戻ってしまうのです。

甘いものは中毒症状を起こしやすくなります。こうしたことが習慣化し、頻繁《ひんぱん》におこなわれるようになると、脳のホルモンバランスが崩れ、昼間なのに突然、猛烈な睡魔《すいま》に襲われたり、集中力が低下したりするようになってきます。

いずれ血糖調節異常（低血糖症）を起こして、イライラや不安感などの精神症状が出てくるようになります。

また、糖質過多の人は太りやすい傾向があります。**疲れたときこそ、甘いものをひかえて、タンパク質をしっかりとらなければなりません。**

次の項とも関連しますが、糖質を過剰に摂取すると、その代謝《たいしゃ》のために、大量のビタミンB群が消費されてしまいます。ビタミンB群が不足しても、疲れやすく、日中に眠くなったりするので、二重の障害となってしまうのです。

私が開いている栄養療法の勉強会には、毎回、日本各地からドクターが七〇人くらい参加します。そこで出す弁当に含まれる糖質の量は八グラムくらい。多くても一〇グラムを超えないようにしています。

昼食をとったあと、急激に血糖値が上がり、しばらくすると今度は急激に下がる。そのときに、どうしようもない眠気に襲われることがあります。ところが、昼食をこのような低糖質弁当にすると、午後になっても眠くなりません。これには、集まった先生方も驚いています。

普通の食事であっても、**午後に眠くなるのを避けたければ、血糖値が上がる前に運動をするとよい**でしょう。食事をとったあとですぐに散歩をするなどは、低血糖を起こさないコツの一つです。

うつ病の患者さんに登山家の人がいて、こんなことを言っていました。

「山に行っているとき、ぼくはうつではないんですよ。やはり、都会の生活が向いていないのかな」

山では、行動食といって歩きながら食べることが多いようです。食事の時間をとって休んでしまうと、せっかく温まった筋肉が冷えてしまうからです。食事の回数も昼食時にまとめて食べるのではなく、一〜二時間ごとにちょっと小休止し行動食をとる、という分散型になります。

そのような食事スタイルでは、食後に血糖値が急上昇することなく、急降下することもありません。つまり、血糖値が比較的安定しているのでしょう。血糖値の乱高下《らんこうげ》がないので、眠くなったり、疲れが出てやる気がしなくなったりということがないのではないかと思います。

都会で会社勤めをしているときは、昼飯は丼《どんぶり》物やうどん、そばが多くなります。そのあと、砂糖入りのコーヒーなどを飲みながら休憩をとるでしょう。

これでは、糖質の摂取量が多すぎて、血糖値の乱高下によって午後に眠くなり、やる気がしなくなるのも当然です。

②ビタミンB群欠乏タイプ

「毎週、木曜日ごろから疲れがたまり、土日は家でゴロゴロしている」
「疲れを感じると、筋肉のハリやコリが強く出る」

このような人は、ビタミンB群欠乏タイプでしょう。

ビタミンB群とは、ビタミンB_1、ビタミンB_2、ナイアシン、パントテン酸、ビタミンB_6、ビタミンB_{12}、葉酸《ようさん》、ビオチンの八種をいいます。ビタミンBコンプレックス（複合体）ともいわれます。

人間ドックでもメタボ健診でも、ビタミンB群の不足などは、チェックしてくれません。その一方で、疲れやすさの原因が、どうやらビタミンB群の不足にあるらしいということは、なんとなく知られています。

たとえば、テレビなどでさかんに「目、肩、腰に効く」と宣伝されている栄養剤があります。その成分表を見ると、ビタミンB群が多く含まれていることがわかります。この商品が長期にわたって、よく売れつづけているということは、漠然《ばくぜん》とではあるにしても、一般の人にもそういうことがわかっているからでしょう。

実際、そういうものを飲めば、それなりに疲労が回復して有効なのです。

ビタミンB群は、糖質をたくさんとることで失われる栄養素です。三大栄養素をエネルギーに転換するときに欠かせないのがビタミンB群なので、これが不足すれば、いくら体内でエネルギー源になる脂質《ししつ》を抱えていても、エネルギー不足になって疲れやすくなるのは当然なのです。

ビタミンB群を多く含む食材は、肉です。糖質をたくさんとるより、肉をしっかりとることで、栄養を効率よくエネルギーに転換していくことができます。

とくにアルコールを大量に飲む人は、要注意でしょう。**アルコールの代謝によって、亜《あ》鉛《えん》などとともに、ビタミンB_1、ナイアシン、葉酸も失われてしまいます。**

また、**このタイプの人には「脳の疲労感」も強い**ものです。脳の疲れから、やる気が起こらない、集中力がない、睡眠がうまくとれないなどの症状が出て心療内科を受診すると、うつ病と診断されることがあります。そして、ＳＳＲＩ（選択的セロトニン再吸収阻《そ》害《がい》物質）という抗うつ薬を処方されます。

これは、ビタミンB群が不足していても、脳内のセロトニン濃度を高める働きをするので、服用初期にはわりと効果を発揮します。

しかし、セロトニンをつくる素材が不足している以上、いくら抗うつ薬を投与しても、根本的な解決にはなりません。結局、薬も効かなくなって、もともとうつ病でもないのに、本物のうつ病になってしまいかねないのです。

まずは自分の栄養状態を検査し、栄養不足がないかどうか確認するのが先決でしょう。

セロトニンを十分につくれるように、アミノ酸や鉄、ビタミンB群などを補給していけば、こうした薬の力を借りなくても、見違えるほど元気になります。

③副腎疲労タイプ

「副腎疲労」とは、ごく最近になって登場した概念です。欧米では、とくに抗加齢医学会を中心に「アドレナル・ファティーグ」として認知されていますが、日本ではまだ十分に認知されているとはいえない疾患《しっかん》概念です。

アドレナルとは副腎のこと。ファティーグとは疲労のことです。

副腎は腎臓《じんぞう》の上にのっている臓器で、腎臓と同様に二つあり、アドレナリン、ノルアドレナリン、コルチゾルといったホルモンが生成されています。

これらのホルモンは、ストレスを受ける、あるいは受ける可能性があるといったときに放出されます。足りなくなれば、すぐにつくって放出する。

つまり、**ストレスを受けたときにもっとも影響を受けるのが副腎**で、日々のストレスはもとより、どんな病気でも長く患《わずら》っていると、副腎が疲弊《ひへい》してくるのです。

副腎は血糖値の調節にも関わっています。インスリンによって血糖が下がりはじめたときに、下げすぎないように食い止める役割をするのも、副腎でつくられたホルモンです。

ですから、**低血糖状態が長くつづけば、副腎も疲れてくるし、副腎の疲弊によって、低血糖症が起こりやすくもなる**のです。

前項のビタミンB群の不足によってストレスに弱くなると、副腎の出番が増えてきます。さらに、いろいろな病気、職場の人間関係など、**ストレスが慢性的にかかっていると、副腎が疲労**してきます。

副腎疲労の特徴は、朝から午前中の疲労感が強く、夕方からはわりと回復傾向があるということです。

こういう低血糖タイプの人は、糖質をとるとちょっと元気になります。あるいは、カフェイン依存の人も、副腎疲労を疑ってみるべきでしょう。**よくコーヒーを飲む人は、かなりの依存状態**になっているかもしれません。

副腎の機能が落ちてくると、免疫力《めんえき》が低下し、ちょっとしたことで風邪《かぜ》をひいたり、いったんひくと今度は治りが悪くなったりということも起こってきます。

この副腎疲労タイプの疲れがけっこう若い人にも多いのは、ストレスがかかったときに甘いものでまぎらわそうとする傾向が強いからではないでしょうか。これでは、自分の身体にダブルパンチかカウンターパンチを食らわせているようなものです。

副腎で、アドレナリンなどストレスに対抗するホルモンをつくるときに重要な働きをしているのがビタミンCです。

「一日に八個のイチゴを食べれば必要なビタミンCがとれる」などといわれますが、日常的にストレスを受けている現代人では、そんな量ではとうていカバーしきれるものではありません。

また、水溶性のビタミンＣは体内に蓄積されにくい、というのも正確ではありません。**副腎には、ビタミンＣを高濃度にして貯蔵しておく機能もある**ので、どんどんつぎ込んでおきましょう。

▼風邪をひきやすい

風邪《かぜ》をひきやすいというのは、**免疫力が低下している**ことを意味しています。その原因の一つに、粘膜《ねんまく》のトラブルがあります。

ウイルスにしても、細菌にしても、免疫の最前線で最初に曝露《ばくろ》するのは粘膜です。たとえば、細胞内に入った一個のウイルスは、二四時間で一〇〇万個にまで増殖《ぞうしょく》します。したがって、できるだけ早い段階で阻止《そし》しておくことが肝心です。

その意味でも、**粘膜の免疫力強化が大切**になります。それが、感染を防ぐもっとも有効な手段です。

目、鼻、呼吸器、あるいは消化管の粘膜は、基本的にすべて同様の防御体《ぼうぎょたい》を持っています。その機能にとってもっとも大事なのは、つねに組織を最新の状態にしておくこと、つまり、どれだけ早く再生できるかということです。

代謝回転（ターンオーバー）が早い粘膜細胞では、一〜二日くらいで入れ替わります。たとえば、朝、熱いお茶を飲んで上あごがちょっとヤケドしても、雑菌だらけの口腔《こうくう》内にもかかわらず、夕方にはツルツルに治っています。粘膜はそれくらい再生力が強いのです。

栄養不足でその回転が遅くなれば、当然、免疫力は落ちてくるのです。

雑菌だらけなのに治ってしまうもう一つの理由は**「IgA《アイジーエー》（免疫グロブリンA）」の働き**によります。

粘膜を防御するという免疫のための特殊なタンパク質で、これを含むものには**グルタミン、ビタミンA、ラクトフェリン、乳酸菌などがあり、全身の粘膜を防御**しています。

グルタミンは体内で生成されるアミノ酸なので、ふだんからタンパク質をしっかりとって、十分に材料を供給しておくことが必要です。

ビタミンAはレバーや緑黄野菜などに多く含まれます。ビタミンB群、β《ベータ》-カロチン、亜鉛や鉄も粘膜強化には欠かせない栄養素です。

▼寒さに弱くなった

冷えについて、まず考えられるのが、血流の状態です。

とくに**末端冷え性、いわゆる手足の血流が悪い場合は、自律《じりつ》神経が関係する**ケースもあります。緊張することが多い人も、手足の血流が悪くなって、冷えが起きやすくなったりします。

血流をよくするには、たとえば、魚油に多く含まれるＥＰＡ（エイコサペンタエン酸）をとるのも一つの方法です。

しかし、一般的に**冷えや寒さに弱いというと、血流より、鉄欠乏のケースのほうがずっと多い**ものです。冷えを自覚するのが女性に多いのは、男性より女性のほうが血流が悪いというより、鉄が不足しがちだからです。

ただし、「貧血でヘモグロビン量が下がると、酸素の運搬が減るので、それで冷える」という考えは誤解です。それでは、貧血がなくても冷えることの説明がつきません。

ヘモグロビン数の測定は貧血かどうかの診断基準に使いますが、**ヘモグロビンが正常値でも鉄不足の人はいくらでもいます。**そこをよく理解しておかないと、「自分は貧血ではないから、鉄は足りている」と誤解することになります。

「貧血ではない」＝「鉄がある」ということではないのです。

貧血ではなくても冷えを感じる人は、鉄分を多く摂取すれば、靴下を履いて寝ることもなくなるでしょう。布団が一枚いらなくなった、という人もいるほどです。

鉄は一日に吸収できる量に限度があるので、むやみやたらにとっても無駄になるだけです。吸収しやすいものを継続的に摂取していかないと、減ってしまった鉄はなかなか増えていきません。正しくとって、腸の状態がいい人なら、一カ月くらいで効果があらわれるでしょう。

▼強い日差しが苦手になった

強い日差しが苦手になるのは、**ビタミンA不足から光に対する目の調節機能が低下**することに原因の一端があります。

ビタミンAが不足した場合にかかる病気として、暗くなるとものが見えにくくなる夜盲《やもう》症（鳥目《とりめ》）が有名ですが、**まぶしさを調節するのもビタミンAの役割**です。

最近はコンピュータのディスプレイを見る機会が増えたので、ビタミンAの不足がずっと増加してきているのではないかと思います。とくに**システムエンジニアの患者さんにビ**

タミンAの摂取をすすめると、すごく楽になったといわれることが多いのです。

ビタミンAというと、最近では過剰蓄積のことばかりが問題になって、日本では不足が問題になることはあまり知られていないようです。後進国の食糧事情がよくないところでは、いまだにビタミンA欠乏による失明が大きな問題になっています。

光の調節機能に関しては、ビタミンAのほかに、色の濃い植物に含まれるさまざまな機能性因子、たとえばポリフェノールの一種である**「アントシアニン」**が注目されています。

青紫色の天然色素で、ブルーベリーやビルベリー、ブドウの皮やナスの皮にも含まれているものです。植物が紫外線に耐えるために色をつけるのですが、古くから目の疲労に効用があるといわれてきました。外側の皮の部分だけでなく、**中まで色がついているもののほうが成分は濃い**です。

緑黄色野菜にも多少は入っていますが、食品からの摂取だけでは十分ではありません。症状が気になる場合は、サプリの援用も考えましょう。

▼居眠りが多くなった

これは典型的な低血糖の初期症状です。食事に気をつけて、肝臓と筋肉をしっかり整えましょう。

▼食が細くなった・胃がムカつく

食が細くなるにもいくつかのタイプがありますが、たとえば、空腹感はあるのに、食べるとすぐにおなかが張って、それ以上は食べられなくなるというケースを考えてみましょう。

食べたあとで上腹部の不快感がある場合、すぐ胃の問題だと考えられがちですが、**じつはその下の小腸の上部に問題があることがかなり多い**ものです。まずは、このことを知っておきましょう。というのも、胃のあたりが不快だというと、すぐに胃薬を買ってしまいがちで、それでかえって悪くしてしまうことが少なくないからです。

いまは、町の薬局で**H2ブロッカー系の胃薬**が処方箋《しょほうせん》なしで買えるようになりました。これはかなり強力に胃酸の分泌を抑えてしまいます。

ポイントは、**これを服用しても症状が改善しない人は、胃酸の問題ではない**ということです。ですから、すぐ服用を中止したほうがいい。多少よくなった程度の人も、継続すべきではありません。

胃酸は、食べものとともに入ってきたバイ菌類を殺すために、強い酸度を保っています。それを薬でアルカリのほうに傾けてしまったら、バイ菌は素通りして、そのまま腸に流入していくことになります。

もともと小腸上部は細菌類が少ない場所ですが、そうした薬剤で胃酸の働きが抑えられていると、そのあたりの細菌が増えてしまいます。そのため、食後に上腹部が不快になることが少なくないのです。

逆流性食道炎《ぎゃくりゅうせいしょくどうえん》によって、食後、胃がムカムカするとか、胸焼けがするといった症状に悩まされている人も少なくありません。

胃では、粘膜から分泌される胃酸で胃壁がやられないように、胃粘液《いねんえき》で中和《ちゅうわ》してガードしています。十二指腸《じゅうにしちょう》内も膵液《すいえき》によって守られています。

ところが、胃の手前の食道にはそうした機能がないので、胃から強い酸性の胃液が逆流してきたら、炎症《えんしょう》を起こしてしまいます。そこで、胃に送ったものが逆流しないように、食道の下部にある括約筋《かつやくきん》が弁《べん》の役割を果たしています。

ところが、この部分の機能が低下して十分に働かなくなると、逆流が起こり、胃酸も一緒に戻ってきてしまうため、食道の粘膜が炎症を起こして、ムカつきや胸焼けになってしまうのです。

とくに高齢者に多く見られる症状ですが、多くの医者が、そうした症状を和《やわ》らげるために**PPI（プロトンポンプインヒビター）という胃酸の分泌を強力に抑制する薬**を処方します。

胃酸が出なくなるわけだから、食道の炎症は一時的におさまって、すっきりするでしょう。最初のうちはある程度は効きます。しかし、**服用をやめると、またすぐに症状が再発**します。そこで、その薬を飲みつづけることになるのです。

すると、前述のように、胃液で殺菌されないものがどんどん小腸に流れ込んでいくため、小腸のほうがバイ菌だらけになって、べつの不調を起こすことになってしまいます。

酵素《こうそ》が足りなくて、食後に胃の不調を訴えるというケースもあります。

そもそも酵素自体はタンパク質なので、タンパク質をしっかりとって合成できるようにしておかなければなりません。

酵素が不足した状態だとタンパク質がうまく吸収できず、タンパク質そのものも不足がちになってしまいます。そういう人は**サプリで良質の消化酵素をとるのが効果的**です。

酵素はとりすぎても、タンパク質として吸収され、アミノ酸となって別のタンパク質の合成に使われるだけなので、摂取オーバーの弊害《へいがい》を気にする必要はありません。

ただし、市販の酵素のなかには液体系のものが増えてきています。飲みやすくするためなのでしょうが、糖質を加えて、とても甘い味つけがしてあります。これには十分に気をつけてください。

食が細い人で、太った人はあまりいませんが、よく食べるのに太らない人がいます。それは食べ方を工夫しているか、はからずもそうした状況になっているかでしょう。ともあれ、食べた分のエネルギーをしっかり消費していれば、基本的に太ることはありません。

カロリーが多すぎるのは、けっしていいことではありません。摂取カロリーが一日のカロリー消費量よりも多い人の体内では、余剰カロリーがつねに蓄積していきます。

余剰カロリーは、基本的に脂質に変えられて、たくわえられていきます。とくにそれが内臓脂肪になると、糖尿病、高血圧、脂質異常症、心筋梗塞《しんきんこうそく》、脳梗塞などのリスクがどんどん高まっていきます。

カロリー＝栄養と思っている人が多いのですが、カロリーはカロリー、栄養は栄養で、まったく別の見方をしなければなりません。

また、腸の粘膜の機能が弱まると、食欲低下が起こります。**粘膜を防御するグルタミンを十分に摂取することも、食の回復に有効**です。

▼むくみが出やすい

「太る」という現象にも何種類かあって、おもなところでは、筋肉が増えて太る、体脂肪が増えて太る、体内の水分をうまく排泄できなくなって、むくんで太るなどがあります。

ただ体重だけで考えると、とかくカロリー制限に傾きがちです。痩《や》せはするけれども、身体の機能は落ちていくという、最悪の結果を招くことになりかねません。

太るからにはそれぞれに理由があり、それを見きわめることが重要です。

たとえば、前述のダルビッシュ投手のように、筋肉量を増やしたことで身体が一段と大きくなったのであれば、何の問題もありません。

一般には、体脂肪率が高くて太っているのをメタボとか肥満といっていますが、**とくに注意したいのが、糖質の過剰摂取によって内臓脂肪が増えること。**これについては、くり返し述べたとおりです。

それらに対し、**「むくみ（浮腫《ふしゅ》）」は、体内にたまった水分によるもので、これには「アルブミン」が深く関与しています。**

肝臓《かんぞう》で合成される代表的なタンパク質がアルブミンで、体内でいろいろな働きをしていますが、その一つが、血管内の水分量を適量に保つことです。

アルブミンが不足すると、血管内の水分が浸透圧《しんとうあつ》によって外に漏《も》れ出し、周囲の細胞内にたまります。たとえば、足にむくみが出やすくなったり、腹水《ふくすい》や胸水《きょうすい》がたまりやすくなったりします。

腹水によって腹部が圧迫されると、食が細くなり、さらに栄養不足につながることになります。また、胸水は肺を圧迫して、ちょっとした動作でも息苦しくなったり、横になると苦しくなって、不眠になったりするなど、生活状況をいちじるしく阻害《そがい》します。

肝臓でアルブミンが生成されるときには、多くの栄養素を必要とします。とくに「メチオニン」というアミノ酸は、肉類など動物性タンパク質に多く含まれるので、当然、これを多くとるように努めなければなりません。

太っているからといって、**浮腫の人が肉をひかえると、よけいに症状が悪化します。**

また、アルブミン生成過程ではビタミンＢ群が不可欠の栄養素ですが、これがストレスなどによって大量に消費されてしまうと、結果的にアルブミンの不足や身体の機能低下を招くことになります。

▼抜け毛が多くなった

髪の毛や爪《つめ》に目立った変化があらわれてきたら、亜鉛不足を疑いましょう。

亜鉛は「生命にとって必須のミネラル」ともいわれます。精巣《せいそう》や卵巣《らんそう》など、生殖《せいしょく》にかかわる臓器に大量に含まれているからです。代謝回転、細胞分裂《ぶんれつ》が活発におこなわれている場所に多く集まるのです。

精巣では精子が大量につくられていますし、卵巣では月々の排卵のために細胞が活発に分裂をくり返しています。

私たちがタンパク質の入れ替わりを目で見える形で確認できるのは、髪の毛や爪でしょう。髪も爪も、切ってもまたすぐに伸びてきます。当然、こういうところにも亜鉛が必要になってきます。

したがって、**毛根が細くなったり、抜け毛が多くなるなど髪の毛の異常**、あるいは**爪がやわらかくなったり、白い斑点《はんてん》があらわれたりするようになったら、亜鉛が不足した状態**

を示しています。

▼加齢臭が出てきた

四〇歳以降になると、加齢臭《かれいしゅう》を気にする人が出てきます。これもはっきりした原因はわかっていませんが、ただ、生き物がにおいをつくり出す要因の一つに、「糖化」があります。

たとえば、ホットケーキは香ばしいにおいがします。このように食べものにいろいろな香りをつけるのも、糖化したものを利用してつけているわけです。

身体の中にあるタンパク質が糖と結合すれば糖化が進みますが、糖化したものというのはそれぞれ固有のにおいを持っています。それも、原因の一つとしてあげることができるでしょう。

実際に、**糖質制限をして糖化を防ぐような栄養素をとると、体臭や加齢臭が消えてくることが多い**ものです。

それから、脂《あぶら》の問題もあります。**脂は酸化するとにおいがしてくる**ので、気をつけなければいけないところです。

加齢臭はなにも男性ばかりではなく、女性も加齢とともに、若いときはなかった体臭を発するようになります。**糖化と酸化を防ぐことが、におい問題解決のヒント**になるでしょう。

糖化とか酸化は、基本的に身体の中でつねに起きていて、若いときはそれをうまく防いでいるけれど、それが栄養不足でだんだん防げなくなってくるのです。

▼膝が痛くなる

いま、「膝《ひざ》が痛くなったらグルコサミン」などといわれていますが、**膝痛対策も基本はタンパク質をとること**です。

タンパク質の代謝がしっかりしていて初めて、コンドロイチンやグルコサミンを使うと、それなりの効果が出てくるのです。

ベースになるものがしっかりしていなければ、いくらサプリを摂取しても、思うような効果は得られません。

▼足がつる

俗にいう「こむら返り」は、夏、汗をかく季節になると増えてくる筋肉の痙攣《けいれん》です。無理に動かそうとしても、筋肉が収縮したままなので動きませんし、激痛が走ります。

たいていはしばらくじっとしていると治ります。ただし、これがなにかの病気のサインになる場合もあるので、軽く考えないほうがいいでしょう。

原因としては、**脳と筋肉との情報のやりとりの不具合によって起こる**と考えられています。

人が身体を動かすには、脳からの指令が正しく筋肉に伝わる必要があります。情報のやりとりに異常が起こる理由としては、**ナトリウムやカルシウムの不足、または補給された水分量とのバランスが悪くなったため**と考えられています。

ほかに、水泳中、冷えによって足の血行が悪くなり、筋肉の弛緩《しかん》調節がうまくいかなくなったときにも起こります。これは死を招きかねないので、冷水に入る前には準備運動をしっかりするよう心がけましょう。

糖尿病の患者の多くがこむら返りをよく起こすということは有名ですが、あまり頻繁《ひんぱん》に起こるようなら、膵臓《すいぞう》、肝臓、腎臓《じんぞう》などの内臓疾患や、動脈硬化、甲状腺《こうじょうせん》機能の低下などを疑ってみることも必要でしょう。

栄養面では、**マグネシウム、カリウム、カルシウムといったミネラル類のほか、神経伝達物質を生成するための原料となるタンパク質を十分に摂取すること**で起こりにくくなります。**血行をよくするにはビタミンEの摂取が有効**です。

▼ものが飲み込みにくくなった

唾液《だえき》の分泌が少なくなったという現象と、食べたものを飲み込みにくくなったという現象は、近いようで、やや違っています。**飲み込みにくくなったという人の唾液の分泌量を測ってみても、正常に出ている人がけっこう多い**のです。

唾液を分泌するおもな腺《せん》には顎下腺《がっかせん》、耳下腺《じかせん》、舌下腺《ぜっかせん》の三つがあります。また、唾液のなかにも、漿液《しょうえき》性のサラサラしたものと、粘液性のドロドロしたものとがあります。

粘膜を丈夫にするには粘液成分が必要で、その**粘液成分がうまく出せないと、いくら唾液が出ていても、食べたものがスルッと喉《のど》を通っていかない**のです。

サラサラの水分が出るだけで、粘液成分が出ない人たちに、飲み込みにくいとか目が乾くといった症状があらわれてきます。

その**粘液をつくるのに必要なものが「コンドロイチン」などで、ネバネバ成分をつくっていくのに有効**です。

普通の人は、おいしそうなものを食べるときには、そのねばり気の強い粘液が出てくるのですが、ものを飲み込みにくい人たちは、サラサラの唾液しか出てきません。

赤ちゃんのよだれはネバネバ成分が強いために糸を引きますが、大人の唾液はあまり糸を引くことはない。それだけ、粘液成分は子どものほうが多いのです。

加齢とともに低下するもののなかに、粘液の産生率も入ってくるのです。

▼疲れ目・老眼

目の水晶体《すいしょうたい》が老化によって弾力がなくなると、視界に対する遠近の調節機能が低下し、とくに近いものに焦点《しょうてん》を合わせにくくなります。これが老眼です。

最近は、文字を読むにも、紙面よりディスプレイで見ることが多くなりました。しかも、スマートフォンやタブレット端末のような小さな画面を、長い時間じっと見つめるため、水晶体の厚さを調節する毛様体《もうようたい》という部分が疲労します。こうした状態をくり返していれば、しだいに機能もおとろえてしまいます。

機能がおとろえると、無理して焦点を合わせようとするため、目の疲労から、肩こりや頭痛まで起こるようになるのです。

目にとって大事な栄養素としては、前述のアントシアニンのほかに、青魚に多く含まれるDHA（ドコサヘキサエン酸）やEPA（エイコサペンタエン酸）、ビタミンA、また、網膜《もうまく》や水晶体の酸化を防止する「ルテイン」が有効です。

ただし、食材に含まれているルテインはわずかなので、サプリの援用をおすすめします。

▼酒に弱くなった

「酒を飲む前に牛乳を飲んでおくと、悪酔いしない」

そんな話を聞いたことはないでしょうか。理由として、胃壁に膜《まく》をつくるから、というのですが、医学的には何の根拠もありません。膜をつくるなどということはありえないからです。

ただし、**酒を飲む前に胃の中に食物を入れておくことは、悪酔い防止のためには有益**です。

「最近、どうも酒に弱くなったなあ」

そんなふう感じるようになったら、少し飲み方を変えてみたらどうでしょうか。

胃は口腔《こうくう》で咀嚼《そしゃく》された食べものを攪拌《かくはん》し、少しずつ小腸に送って、消化吸収を促進させます。

ところが、空《す》きっ腹にいきなりアルコールを入れると、胃を素通りしてダイレクトに小腸に流れ込み、一気に吸収されてしまいます。これが肝臓にとっては、とても負担になり、悪酔いのもとなのです。

先に食べたものが胃に入っていると、アルコールもそれらと一緒にゆっくりと小腸に流れていくので、急に酔っぱらうことがありません。

とくに**乳製品には、タンパク質や脂質、ミネラルなどが豊富に含まれているので、胃での滞留《たいりゅう》時間も長くなります。酒のおつまみには、タンパク質と脂質の両方を含むものがふさわしい**といえます。

たとえば、豆腐にしても、湯豆腐や冷や奴より、揚げ出し豆腐のほうがおすすめです。あるいは、もう一品、チーズなども加えたらどうでしょう。

定番の「ビールに枝豆」も理にかなっているのです。枝豆にはタンパク質と食物繊維もあり、さらにアルコールの分解を助けるビタミンB_1も豊富です。

そのほか、魚類、焼き鳥などの酒の肴《さかな》を味わいながら、時間をかけてゆっくりと飲むのが理想的です。

▼集中力が落ちた・うっかりミス

集中力を維持したり、リラックスしたりすることには、脳内ホルモン（神経伝達物質）のバランスが深く関係しています。

人の脳の中には神経細胞があり、お互いに神経伝達物質によって情報の交換をしています。そのなかで、感情や感覚を伝える物質は、興奮系（ドーパミン、グルタミン酸、アセチルコリン、ノルアドレナリン）、抑制系（ＧＡＢＡ《ギャバ》）、調整系（セロトニン）の三つに分類されます。

興奮系が適度に分泌されていれば、気分がよく、元気、やる気に満ち、ほどよい緊張感があります。集中力に関与するのはノルアドレナリンで、目覚めや積極性のもとになります。しかし、大切なのはあくまでもバランスです。

ノルアドレナリンも量が多すぎると、イライラ感が強くなり、攻撃的になったりしますし、抑制系の代表であるＧＡＢＡが不足すれば、脳の興奮を抑制できなくなり、同様の状態になります。

脳内ホルモンも基本的にはタンパク質でできています。つねに適量を供給するためには、**日頃からタンパク質をしっかりと摂取しておくことが大切**になるのです。

食材から取り入れられたタンパク質は、消化酵素によってアミノ酸に分解され、血液に入ります。その後、脳に運ばれ、ビタミンB群、鉄、マグネシウムなどと組み合わされて、さまざまな神経伝達物質に合成されていくのです。

アスリートは筋肉を効果的につけようとして、よくプロテイン（＝タンパク質）を飲みます。プロテイン＝運動している人というイメージが強いのですが、**プロテインは一般の方にも有効なタンパク質**です。プロテインをとったからといって、筋肉隆々になるわけではありません。

食材だけで必要なタンパク質をとろうと思うとけっこう大変なので、サプリで補給することもいいでしょう。

うっかりミスとか忘れ物が多いというのは、脳の機能のちょっとした問題なのでしょうが、そこに栄養がからんでいることは十分に考えられます。

うっかりミスは**カルシウム不足、低血糖**でも起こります。

子どもが発達障害で、その治療をしているご家庭で、母親も子ども用の食事に変えたら、自分のうっかりミスが減ったという事例があります。

また、偏ったダイエットは、かえっていろんな脳のトラブルを引き起こします。母親が間違った食生活をしていると、家族全体が栄養不足になることもあります。

「これだけダイエット」は基本的にダメです。やっていいのは、肉だけダイエットくらいでしょうか。ただし、カルビ抜きです。

▼不眠

不眠も、栄養学的にアプローチすることで、かなり高い確率でよくなる症状の一つです。

だれでも、なにか気になることがあると、床《とこ》についてもなかなか寝つけないことがあります。そんなとき、抑制系の神経伝達物質がしっかりつくられるような環境にしてやると、ホッと落ち着いて穏やかな気分になります。いつまでもあれこれ考えることもなくなり、眠りに入っていくのです。

そのときに**重要な役割を果たすのが、「グルタミン」というアミノ酸と「ビタミンB**

群」です。

神経をホッとさせる物質として知られる「GABA」は、アミノ酸がグルタミンという形で脳内に入り、ビタミンB群に含まれるナイアシンやビタミンB_6の働きによって生成されるものです。

また、暗くなると自然に眠くなって、睡眠に入っていきます。このように直接的に睡眠を促進させる神経伝達物質が「メラトニン」です。

肉に多く含まれているトリプトファンというアミノ酸から、鉄、葉酸、ナイアシンやビタミンB_6の働きによって、セロトニンがつくられます。さらに、そこにマグネシウムが加わってメラトニンがつくられると、私たちは眠くなります。

したがって、**GABAとメラトニンの二つが夜の時間につくられるようになれば、不眠はなくなる**ということです。

寝る前にビタミンB群を少し服用し、ホットミルクを飲むとか、アミノ酸をとるなどして、GABAとメラトニンが自然につくられるようにサポートしていきましょう。気がかりなことがあっても、緊張状態でノルアドレナリンがいっぱい出ていたとしても、気持ちがリラックスしはじめて眠れるようになるでしょう。

睡眠にとって重要なのは、量（時間）より質です。ストレスに負けないためにも、深くて質のよい睡眠が必要となります。質のよい眠りには、手足を温めるなど、副交感神経を優位にする工夫が有効です。

質のよい睡眠には、血糖値も深く関わっています。**午後から夜にかけて糖質の摂取をひかえると、睡眠中の血糖値が安定して熟睡できる**ようになります。

なかなか寝つけないから、と寝酒を習慣にしている人がいますが、これはむしろ睡眠にとっては逆効果です。

アルコールを分解する過程で、大量のビタミンB群が消費されてしまうからです。とくにビタミンB_1、葉酸、ナイアシン、それに亜鉛なども失われてしまいます。

ナイアシンが不足すると、脳内ホルモンのバランスが崩れ、精神的に不安定になります。これでは、ストレス解消どころか、よけいなストレスを抱えこむことになるので注意してください。

40代からの栄養ガイド

栄養素別に、含有量の多い食材を紹介しています。

食材に含まれる含有量が少なく、サプリメントでの摂取のほうが効率的な栄養素については記載していません。

	働き	食品
タンパク質	筋肉、骨、内臓、歯、皮膚、髪、爪など、体をつくる基本となる栄養素。血液やホルモン、酵素や脳内神経伝達物質の材料にもなる	サバ缶詰、白サケ水煮缶詰、牛肉、豚肉、鶏肉、カツオなまり節、干しダラ、鴨肉、コンビーフ、サバ、カツオ、カレイ、タラ、サンマ、ウナギ、イワシ、ブリ、タイ、ヒラメ、スズキ、サワラ、ホタテ、エビ、卵、チーズ、納豆、豆腐、がんもどき、ヨーグルト、牛乳
コレステロール	性ホルモン、ストレスホルモンの材料になる。細胞膜を丈夫にする	タンパク質を十分摂取することで、体内でリポタンパク質によって運搬される
DHA	脳の栄養になる。炎症を抑える	アンコウの肝、サンマ、サバ、イワシ、スジコ
EPA	血管障害を予防・改善する。炎症を抑える	サバ、イワシ、サンマ、マグロ、ブリ、クルミ
レシチン	脳内神経伝達物質の材料になる。細胞膜をつくる	卵黄、大豆製品、ベーコン、牛赤身肉、エビ、サケ、魚卵、ウナギ
ビタミンA	活性酸素を除去する。細胞分裂を正常にする。視覚を正常に保つ	牛・豚・鶏レバー、アンコウの肝、ウナギ、銀ダラ、ホタルイカ、アナゴ、ワカサギ、イクラ、ニンジン、モロヘイヤ、カボチャ、ほうれん草、春菊、小松菜、ニラ、卵黄
ビタミンB群	脳の情報伝達に関わる。タンパク質・脂質・糖質の代謝に関わる。うつや不眠を防ぐ。抗ストレス作用	〈複合的に含む〉牛・豚・鶏レバー、ウナギ、マグロ、カツオ、サンマ、サバ
ビタミン B_6	脳内神経伝達物質の材料になる	マグロ、カツオ、サンマ、カジキ、サバ、ブリ、サケ、ツナ缶、ヒラメ、牛肉、豚肉、鶏肉、鴨肉、牛・豚・鶏レバー、バナナ、ピスタチオ、モロヘイヤ、サツマイモ、カボチャ

ビタミン B_2	皮膚、粘膜を正常に保つ。補酵素として代謝に関わる	サバみそ煮缶詰、鶏レバー、鴨肉、ウナギ蒲焼き、魚肉ソーセージ、加工乳、ズワイガニ、塩サバ、マガレイ、ホタテ貝、牛心臓、焼き鳥、鶏卵、牛乳、アーモンド、モロヘイヤ
ナイアシン（ビタミン B_3）	脳内神経伝達物質の材料になる	カツオなまり節、カツオ、ビンナガマグロ、鶏胸肉、牛サーロイン、鴨肉、白サケ水煮缶詰、クロマグロ、コンビーフ、ブリ、ハマチ、マグロフレーク、クジラ赤肉、サンマ、サワラ
パントテン酸（ビタミン B_5）	副腎皮質ホルモンの材料になる。補酵素として代謝に関わる	牛・豚・鶏レバー、牛肉、豚肉、鶏肉、鴨肉、子持ちカレイ、アワビ、シシャモ、タラコ、ウナギ、サツマイモ、納豆、モロヘイヤ、アボカド、エリンギ、卵黄、牛乳、ヨーグルト
ビタミン B_{12}	貧血を防ぐ。葉酸を活性化させる	牛・豚・鶏レバー、アサリ、赤貝、サンマ、ホタテ、イクラ、イワシ、サバ、牡蠣、シジミ、カツオ、サケ、ハマグリ、オイルサーディン缶
葉酸	脳内神経伝達物質の材料になる。胎児の脳や神経をつくる	牛・豚・鶏レバー、菜の花、玉露、グリーンアスパラガス、ほうれん草、モロヘイヤ、春菊、枝豆、小松菜、そら豆、ブロッコリー、エリンギ、のり、ホタテ、生ウニ
ビタミンC	活性酸素を除去する。コラーゲンの合成に関わる。感染症を防ぐ。抗ストレス作用	パプリカ、菜の花、ミニトマト、カボチャ、サツマイモ、モロヘイヤ、ブロッコリー、カリフラワー、赤キャベツ、玉露
ビタミンE	活性酸素を除去する。血行をよくする	アーモンド、アボカド、ヘーゼルナッツ、落花生、サバ、ウナギ、カボチャ、サツマイモ、モロヘイヤ、パプリカ、ほうれん草、キウイ、豆乳、カニ缶、ツナ缶、オイルサーディン缶、アユ、ハマチ、銀ダラ、イクラ、タラコ、甘エビ、ブリ

鉄	活性酸素を除去する。酸素を運搬する。脳内神経伝達物質の材料になる。コラーゲンの合成に関わる	〈ヘム鉄〉牛・豚・鶏レバー、牛肉、豚肉、鶏肉、馬肉、カツオ、マグロ、煮干し、サバ、ホタテ、イワシ、赤貝 〈非ヘム鉄〉ほうれん草、小松菜、干しひじき、がんもどき、豆腐、そら豆、かぶの葉、大根の葉、サツマイモ、切り干し大根
亜鉛	インスリンの合成・分泌に関わる。味覚を正常に保つ。細胞分裂を正常にする	牡蠣、カニ缶、牛肉、コンビーフ、羊肉、牛・豚・鶏レバー、ウナギ、ホタテ、サバ、サケ、アサリ、カマンベールチーズ、パルメザンチーズ、カシューナッツ、アーモンド、煮干し、スルメ
カルシウム	骨粗鬆症予防。細胞内、細胞同士の通信を補助する。筋肉のけいれんなどを予防する	牛乳、煮干し、干しエビ、ヨーグルト、プロセスチーズ、カマンベールチーズ、パルメザンチーズ、がんもどき、豆腐、カブの葉、モロヘイヤ、小松菜、ダイコンの葉、ウナギ、サバ、イワシ、サケ、ワカサギ、シシャモ、魚肉ソーセージ、桜エビ、オイルサーディン缶、ごま
マグネシウム	骨粗鬆症予防。細胞内、細胞同士の通信を補助する。筋肉のけいれんなどを予防する	豆腐、がんもどき、アーモンド、カシューナッツ、落花生、サツマイモ、ほうれん草、干しひじき、ナマコ、サバ、サケ、ホタテ、干しエビ、そば
カリウム	血圧を下げる。むくみを防ぐ。筋肉のけいれんなどを予防する	干しズイキ、ほうれん草、百合根、白サケ水煮缶詰、干しひじき、牛ヒレ肉、牛サーロイン、サバみそ煮缶詰、カツオなまり節、刻み昆布、豆乳、ピスタチオ、小松菜、京菜、マダイ、ヒラメ
イソフラボン	女性ホルモン（エストロゲン）に似た作用を持つ。記憶力低下を防ぐほか、男性の前立腺がんの予防、女性の乳がん、閉経後の骨粗鬆症や動脈硬化の予防効果もある	大豆、豆乳、納豆、みそ、豆腐、油あげ、がんもどき
グルタチオン	グルタミン酸、システイン、グリシンという3つのアミノ酸が結合したもの。活性酸素を除去する。毒物を解毒し除去する	タンパク質を多く含む食品に含まれる。硫黄成分の多い食品に含まれる（ニンニク、タマネギ、アブラナ科目）

著者略歴

一九六四年、神奈川県に生まれる。福島県立医科大学卒業。横浜市立大学附属病院、国立循環器病センターを経て、一九九六年、痛みや内科系疾患を扱う辻堂クリニックを開設。二〇〇三年には日本初の栄養療法専門クリニックである新宿溝口クリニックを開設する。栄養学的アプローチで精神疾患や内科系疾患の治療にあたるとともに、患者・医師向けの講演会や、アスリートのための栄養指導もおこなっている。

著書には『「うつ」は食べ物が原因だった!』『薬がいらない体になる食べ方』（以上、青春新書インテリジェンス）、『がんになったら肉を食べなさい』（PHPサイエンス・ワールド新書）、『「女性の脳」からストレスを消す食事』（知的生きかた文庫）、『病気を治す！症状別のおくすりスープ』（共著、マキノ出版）などがある。

9割《わり》の人《ひと》が栄養《えいよう》不足《ぶそく》で早死《はやじ》にする！

——40代《だい》からの「まわりが驚《おどろ》くほど若《わか》くなる」食《た》べ方《かた》

二〇一四年五月一二日　第一刷発行

著者　溝口《みぞぐち》　徹《とおる》

発行者　古屋信吾

発行所　株式会社さくら舎　http://www.sakurasha.com

東京都千代田区富士見一-二-一一　〒一〇二-〇〇七一

電話　営業　〇三-五二一一-六五三三　ＦＡＸ　〇三-五二一一-六四八一

編集　〇三-五二一一-六四八〇　振替　〇〇一九〇-八-四〇二〇六〇

装丁　三田村邦亮

本文組版　朝日メディアインターナショナル株式会社

印刷・製本　中央精版印刷株式会社

ISBN978-4-906732-73-9